高等医学院校实验系列规划教材

病理学实验指导

BINGLIXUE SHIYAN ZHIDAO

主　编　陶仪声

副主编　冯振中　欧玉荣　武世伍

编　委（以姓氏笔画为序）

于东红　马　莉　甘怀勇

冯振中　朱　博　张　琼

李　楠　吴礼高　谷从友

宋文庆　欧玉荣　武世伍

周　蕾　承泽农　赵　艳

俞　岚　秦燕子　柴大敏

郭冰沁　陶仪声　姚　楠

龚晓萌　蔡兆根

中国科学技术大学出版社

内 容 简 介

本书以卫生部规划教材《病理学》第八版为参考，以作者所在教研室的教学心得和编写的《病理学实验指导》为蓝本，并依照教学大纲要求，充分考虑到不同专业、不同层次实验教学的特点，且考虑到学生复习考试的需求，内容要求与教材要求相一致。每章内容均按五个部分来编写，包括教学大纲要求、理论内容提要、实验内容、复习题和临床病理讨论(各论章节)。大纲要求内容更为具体明确。理论内容部分主要以卫生部规划的本科教材为蓝本，并参考了执业医师考试大纲要求和研究生入学考试大纲要求，提示相应教学内容的重点与难点，并插入部分简表或附以简要叙述，适当增加双语教学内容与部分链接，以期达到提纲挈领及介绍某些病理学方面的新进展的目的，有利于学生复习经典内容和涉猎一些病理学的研究前瞻。实验内容部分对所有实验标本与切片分别进行描述，叙述其病理表现特征，为学生复习各种基本病变知识提供了简明参考。其中部分内容未加描述，可作为作业；另外，一些必须掌握的病变也可作为作业，请学生绘图，作为训练学生观察与表达能力的参考。复习题部分包括名词解释、问答题和临床病理讨论，基本涵盖了病理学教学大纲要求的主要内容。临床病理讨论是训练学生提出问题、分析问题、解决问题能力的重要措施，同时可以提高学生的综合素质，很受学生的欢迎。

图书在版编目(CIP)数据

病理学实验指导/陶仪声主编. —合肥：中国科学技术大学出版社，2015.1(2023.1 重印)
ISBN 978-7-312-03602-6

Ⅰ. 病…　Ⅱ. 陶…　Ⅲ. 病理学—实验　Ⅳ. R36-33

中国版本图书馆 CIP 数据核字(2014)第 247740 号

出版	中国科学技术大学出版社
	安徽省合肥市金寨路 96 号，230026
	http://press.ustc.edu.cn
	https://zgkxjsdxcbs.tmall.com
印刷	合肥市宏基印刷有限公司
发行	中国科学技术大学出版社
经销	全国新华书店
开本	787 mm×1092 mm　1/16
印张	9.25
字数	240 千
版次	2015 年 1 月第 1 版
印次	2023 年 1 月第 5 次印刷
定价	40.00 元

前　　言

病理学是一门重要的医学基础学科，又是基础医学与临床学科之间的桥梁学科。因其是一门形态学课程，所以实践性很强。要想真正掌握病理学知识，就必须理论联系实际，将课本上的理论知识与实验课中观察的各种病变的大体表现和镜下表现密切结合起来。因此，实验课教学就成为病理学教学过程中的重要环节。为方便学生复习理论课知识，并指导其实验课学习过程，我们编写了这本《病理学实验指导》。

这本《病理学实验指导》是在蚌埠医学院病理学教研室历年多个版本实验指导讲义的基础上修订而成的。半个世纪以来，我们根据不同时期病理学教学的需要与教材的更新，不断修改、充实实验教学内容，做到与时俱进。为了适应 21 世纪医学教育模式的转变与教学改革的需要，并更专注于病理学是一门以形态学变化为主的学科这一特点，我们组织全科室力量，进行了一次幅度较大的修改，这是病理学教研室全体老师多年来辛勤劳动的结晶和教学经验的积累。

重新修订的这本《病理学实验指导》以卫生部规划教材《病理学》第八版为参考，并以本教研室历年来编写的《病理学实验指导》讲义为蓝本，参照新版教学大纲要求，并考虑到不同专业、不同层次实验教学的特点，亦考虑到"病理学"是一门以形态学变化为主的学科，我们增加了大量的大体图片和镜下图片，让学生能更直观地认识各种病变的典型图像，以利于学生复习。实验指导同时也提示每章教学内容的重点和难点，并插入一些简表或附以链接说明某些知识的最新进展，适当增加双语教学内容，以达到提纲挈领之效。实验内容先介绍所有标本和切片，并对其分别进行描述，叙述其病变表现特征，并提供图片供学生参考，为学生复习各种基本病变知识提供了简明参考。复习题包括名词解释、问答题以及临床病理讨论等，涵盖病理学教学大纲要求的主要内容。临床病理讨论是训练学生综合分析、思考和判断能力的重要措施，很受学生的欢迎。

编写过程中，还根据新版教学大纲要求、内容和学时数做了一些调整，一些章节的内容做了合并，一些章节的内容没有编写进去。由于编写时间仓促，难免会出现问题，欢迎广大读者提出宝贵意见，以期再版时修订完善。

陶仪声

2014 年 6 月

目　　录

第1章　细胞和组织的适应、损伤与修复

【学习要求】

(1) 掌握适应、萎缩、肥大、增生、化生的概念、类型和病理变化。变性、坏死的概念、类型、形态学变化及后果。细胞凋亡的概念。肉芽组织的概念、形态特征及其在创伤愈合中的作用。创伤愈合的类型与骨折愈合过程。

(2) 了解适应、变性、坏死的结局。组织损伤的原因与发生机制。再生的概念、类型及各种细胞的再生能力与再生过程。细胞老化的概念及细胞凋亡与老化形态学表现。影响修复的因素等。

【理论内容提要】

1. 细胞和组织的适应

(1) 适应(adaptation):细胞和由其构成的组织、器官对于内、外环境中的持续性刺激和各种有害因子而产生的非损伤性应答反应,称为适应。

(2) 萎缩(atrophy):已发育正常的细胞、组织或器官的体积缩小,称为萎缩。组织器官的未曾发育或发育不全不属于萎缩范畴。

萎缩类型(classification):生理性(physiological atrophy)、病理性(pathological atrophy)。

病理性(按其发生原因划分):营养不良性、压迫性、失用性、去神经性、内分泌性、老化和损伤性。

萎缩病理变化,后果,举例。

(3) 肥大(hypertrophy):由于功能增加,合成代谢旺盛,使细胞、组织或器官体积增大称为肥大。

肥大类型(classification)

① 按性质可分为,生理性和病理性两种。

② 按原因可分为,代偿性(compensatory hypertrophy)或功能性,内分泌性(激素性)(endocrine hypertrophy)。

肥大病理变化,后果,举例。

假性肥大(pseudohypertrophy)的概念:在实质细胞萎缩的同时,间质脂肪细胞可以增生,以维持器官的原有体积,甚至造成器官和组织的体积增大,此时称为假性肥大。

（4）增生（hyperplasia）：细胞有丝分裂活跃而致组织或器官内细胞数目增多的现象称为增生，常导致组织或器官的增大和功能活跃。

增生类型（classification）

① 按其性质可分为，生理性增生和病理性增生。

② 按其原因可分为，代偿性增生（compensatory hyperplasia），或称功能性增生和内分泌性（endocrine hyperplasia）或称激素性增生。

各型增生的原因，举例，病理变化，后果。注意比较增生和肥大的异同。

（5）化生（metaplasia）：一种分化成熟的细胞类型被另一种分化成熟的细胞类型所取代的过程，称为化生。通常只出现在分裂增殖能力较活跃的细胞类型中。

化生并不是由原来的成熟细胞直接转变所致，而是该处具有分裂增殖和多向分化能力的幼稚未分化细胞、储备细胞等干细胞发生转分化（transdifferentiation）的结果，是环境因素引起细胞某些基因活化或受到抑制而重新程序化（reprogramming）表达的产物，是组织、细胞成分分化和生长调节改变的形态学表现。

化生通常发生在同源性细胞之间，即上皮细胞之间或间叶细胞之间。由一种上皮细胞转化为另一种上皮细胞，一种间叶细胞转化为另一种间叶细胞。一般由特异性较低的细胞类型来取代特异性较高的细胞类型。上皮组织的化生在原因消除后或可恢复，但间叶组织的化生则大多不可逆。

① 化生类型（classification）

A. 上皮组织的化生

Ⅰ. 鳞状上皮化生（简称鳞化）（squamous metaplasia）：鳞化最为常见，由鳞状上皮取代其他的上皮。如吸烟者支气管假复层纤毛柱状上皮→鳞状上皮，子宫颈管、胆囊的腺上皮→鳞状上皮，膀胱、肾盂的移行上皮→鳞状上皮（鳞状上皮化生可癌变）。

Ⅱ. 柱状上皮化生：a. 肠上皮化生（intestinal metaplasia）（简称肠化），胃黏膜上皮转变为含有潘氏细胞或杯状细胞的小肠或大肠上皮组织（肠上皮化生可癌变）。b. 假幽门腺化生（pseudoglandulae pyloricae metaplasia）胃窦胃体部腺体由幽门腺所取代，则称为假幽门腺化生。慢性反流性食道炎时，食道下段鳞状上皮也可化生为胃型或肠型柱状上皮。慢性子宫颈炎时，宫颈鳞状上皮被子宫颈黏膜柱状上皮取代，形成肉眼所见的子宫颈糜烂。

B. 间叶组织化生

间叶组织中幼稚的成纤维细胞→骨细胞或软骨细胞，称为骨或软骨化生（bone metaplasia or chondrometaplasia）。

思考：化生的生物学意义是什么？

2. 细胞和组织的损伤

损伤（injury）：当机体内外环境改变超过组织和细胞的适应能力后，可引起受损细胞和细胞间质发生代谢、组织化学、超微结构乃至光镜和肉眼可见的异常变化，称为损伤。

（1）损伤的原因与发生机制（自学）。

（2）损伤的形式（scathing form）和形态学变化（morphology to change）。

细胞可逆性损伤（reversible injury），旧称变性（degeneration），是指细胞或细胞间质受损伤后,由于代谢障碍,使细胞内或细胞间质内出现异常物质或正常物质异常蓄积的现象,通常伴有细胞功能低下。

① 细胞水肿(cellular swelling)或称水变性(hydropic degeneration)——常是细胞损伤中最早出现的改变。

原因:线粒体受损→ATP 生成减少→细胞膜 Na^+-K^+ 泵功能障碍→导致细胞内钠离子和水的过多积聚。凡是能引起细胞液体和离子内稳定变化的所有形式的损害,都可导致细胞水肿,常见于缺氧、感染、中毒等。

部位:心、肝、肾等器官的实质细胞。

病理变化:

光镜:细胞肿大→细胞质淡染→胞质内出现红染细颗粒状物→若水和钠离子进一步积聚→细胞质疏松、空泡状→气球样变(重度水肿)。

电镜:细胞线粒体和内质网肿胀明显,细胞质膜表面出现囊泡,微绒毛变形消失。

大体:体积增大,边缘圆钝,包膜紧张,切面外翻,颜色变淡。

② 脂肪变(fatty change 或 steatosis):中性脂肪特别是甘油三酯蓄积于非脂肪细胞的细胞质中称为脂肪变。

原因:与感染、酗酒、中毒、缺氧、营养不良、糖尿病及肥胖有关。

部位:肝细胞、心肌细胞、肾小管上皮细胞、骨骼肌细胞等。

病理变化:

光镜:细胞质中出现大小不等的球形脂滴,大者可充满整个细胞而将细胞核挤至一侧。在石蜡切片中(HE 染色),脂滴→空泡状。在冰冻切片中,苏丹 Ⅲ、苏丹 Ⅳ 染色,脂滴→橘红色,锇酸染色,脂滴→黑色,以此可将脂肪与其他物质区别开来。

电镜:细胞质内脂肪聚集为脂肪小体,进而融合为脂滴。

大体:脂肪变的器官体积增大,淡黄色,边缘圆钝,切面呈油腻感。

肝脂肪变最常发生。轻度肝脂肪变通常并不引起肝脏形态变化和肝功能障碍。显著弥漫性肝脂肪变称为脂肪肝(adiposis hepatica),重度肝脂肪变可继发进展为肝坏死(hepatonecrosis)和肝硬化(cirrhosis)。

心肌脂肪变常累及左心室内膜下和乳头肌部位,脂肪变心肌呈黄色,与正常心肌的暗红色相间,形成黄红色斑纹,称为虎斑心。外膜增生的脂肪组织可沿间质伸入心肌细胞间,称为心肌脂肪浸润(fatty infiltration),并非心肌脂肪变性。

注意其与心肌脂肪变性的区别。

③ 玻璃样变(hyalinization)或称透明变(hyaline degeneration):细胞内或间质中出现半透明状的蛋白质蓄积,称为玻璃样变。玻璃样变是一组形态学上物理性状相同,但其化学成分、发生机制各异的病变。HE 染色呈嗜伊红均质状。

A. 细胞内玻璃样变:通常为均质红染的圆形小体,位于细胞质内。

如肾小管上皮细胞——重吸收原尿中的蛋白质,与溶酶体融合形成的玻璃样小滴;浆细胞胞质粗面内质网中蓄积的免疫球蛋白——形成 Rusell 小体;酒精性肝病时,肝细胞胞质中细胞中间丝前角蛋白变性——形成 Mallory 小体等。

B. 纤维结缔组织玻璃样变:见于生理性和病理性结缔组织增生,为胶原纤维老化的表现。

镜下:胶原蛋白交联、变性、融合,增生的胶原纤维增粗,其间少有血管和纤维细胞。

肉眼:呈灰白色,质韧、半透明。见于瘢痕组织、萎缩的子宫和乳腺间质、动脉粥样硬化斑块及各种坏死组织的机化等。

C. 细动脉壁玻璃样变:又称细动脉硬化(arteriolosclerosis)。

部位:缓进型高血压和糖尿病的肾、脑、脾等脏器的细动脉壁。

镜下:管壁增厚(血浆蛋白质渗入)、管腔狭窄。

④ 淀粉样变(amyloid change):细胞间质出现淀粉样蛋白质-黏多糖复合物沉淀,称为淀粉样变。

HE 染色为淡红色均质样物。显示淀粉样呈色反应:刚果红染色→橘红色,遇碘→棕褐色→再加稀硫酸呈蓝色。

类型:局部性淀粉样变→发生于皮肤、结膜、舌、喉、肺等处或见于霍奇金病、多发性骨髓瘤、甲状腺髓样癌肿瘤的间质。

全身性淀粉样变分为原发性和继发性。原发性——来源血清 α-免疫球蛋白轻链,累及肝、肾、脾、心等多个器官。继发性——来源不明,见于老年人和结核病等慢性炎症及某些肿瘤。

⑤ 黏液样变(mucoid degeneration):细胞间质内黏多糖(葡萄糖胺聚糖、透明质酸等)和蛋白质的蓄积,称为黏液样变。

常见于间叶组织肿瘤、动脉粥样硬化斑块、风湿病灶和营养不良的骨髓和脂肪组织等。

镜下:在疏松的间质内,有多突起的星芒状纤维细胞,散在于灰蓝色黏液基质中。

注意甲状腺功能低下时→形成黏液性水肿(myxedema)的机制。

⑥ 病理性色素沉着(pathological pigmentation)(自学)。

⑦ 病理性钙化(pathologic calcification):骨、牙之外的组织中固态钙盐沉积,称为病理性钙化。(主要成分是磷酸钙和碳酸钙及少量铁、镁等物质。)

镜下:呈蓝色颗粒状至片块状。

大体:白色石灰样坚硬的颗粒或团块。

类型:如表 1-1 所示。

表 1-1 营养不良性钙化与转移性钙化比较

营养不良性钙化 (dystrophic calcification)	转移性钙化 (metastatic calcification)
常见	少见
局灶性	全身性、多发性
钙盐沉积于坏死或即将坏死的组织或异物中。(见于结核病、血栓、动脉粥样硬化斑块、心脏瓣膜病变及瘢痕组织等)	钙盐沉积于正常组织内,常发生在血管及肾、肺和胃的间质组织。(主要见于甲状旁腺功能亢进、维生素 D 摄入过多、肾衰及某些骨肿瘤)
血钙不升高	血钙升高
体内钙磷代谢正常	全身钙磷代谢失调

3. 可逆性损伤的特征

如表 1-2 所示。

表 1-2　常见可逆性损伤的特征

类　　　型	蓄　积　物	病　变　部　位
细胞水肿	水和 Na^+ 蓄积	细胞内
脂肪变	甘油三脂蓄积	细胞内
玻璃样变	某些变性的血浆蛋白、胶原蛋白、免疫球蛋白等蓄积	细胞内、细胞间质
淀粉样变	淀粉样蛋白质和黏多糖复合物蓄积	细胞内、细胞间质
黏液样变	黏多糖类物质和蛋白质蓄积	细胞间质
病理学色素沉着	含铁血黄色、脂褐素、黑色素等沉着	细胞内、细胞间质
病理性钙化	磷酸钙、碳酸钙沉积	细胞间质、细胞内

4. 不可逆性损伤（irreversible injury）——细胞死亡（cell death）

分为坏死和凋亡两大类型，各自具有不同的发生机制、生理病理学意义、形态学和生化学特点。

（1）坏死（necrosis）：是以酶溶性变化为特点的活体内局部组织细胞的死亡。坏死可因致病因素较强直接导致，但大多由可逆性损伤发展而来。

① 坏死的基本病变：

A. 细胞核的变化——是细胞坏死的主要形态学标志。主要有三种形式：

Ⅰ. 核固缩（pyknosis）；

Ⅱ. 核碎裂（karyorrhexis）；

Ⅲ. 核溶解（karolysis）。

B. 细胞质——胞质红染，胞质内碱性核蛋白体减少或消失，与酸性染料结合力增强。

C. 间质——在各种溶解酶的作用下，基质崩解，胶原纤维肿胀、断裂、崩解或液化。最后融合成片状模糊的无结构物质。

坏死的临床意义：由于坏死时细胞膜通透性增加，细胞内乳酸脱氢酶等被释放入血，造成细胞内相应酶活性降低和血浆中相应酶水平增高，分别可作为诊断某些细胞（如肝、心肌、胰）坏死的参考指标。细胞内和血浆中酶活性的变化在坏死初发时即可检出，要早于超微结构的变化，因此有助于细胞损伤的早期诊断。

② 坏死的类型：

A. 凝固性坏死（coagulative necrosis）。

部位：多见于心、肝、肾、脾等器官。

病理变化：

大体：坏死区呈灰黄、干燥、质实状态，与健康组织之间界限多较明显。

镜下：细胞微细结构消失（即细胞核消失），而组织结构轮廓仍可保存。

B. 液化性坏死（liquefactive necrosis）：由于坏死组织中可凝固的蛋白质少，或坏死细胞自身及浸润的中性粒细胞等释放大量水解酶,或组织富含水分和磷脂,则细胞组织易发生溶解液化,称为液化性坏死。

部位:脑、脊髓(因含可凝固蛋白少和磷脂多,称软化)、脓肿、脂肪坏死、细胞水肿发展而来的溶解性坏死(lytic necrosis)。

镜下:死亡细胞完全被消化,局部组织快速被溶解。

C. 纤维素样坏死(fibrinoidnecrosis):旧称纤维素样变性(fibrinoid degeneration)。

部位:纤维结缔组织(某些变态反应性疾病如风湿病、结节性多动脉炎、新月体性肾炎等)、小血管壁(急进型高血压)。

镜下:组织呈细丝状、颗粒状、小条块状的无结构红染物质,与纤维素染色性质相似。

D. 干酪样坏死(caseous necrosis):在结核病时,因病灶中含脂质较多,坏死区呈黄色,状似干酪,称为干酪样坏死。

镜下:坏死组织结构消失,不见原有组织结构的残影,甚至不见核碎屑,呈无定形的颗粒状红染物质,是坏死更为彻底的特殊类型凝固性坏死。

E. 脂肪坏死(fat necrosis):见表1-3。

表1-3　脂肪坏死类型

类型	酶解性(enzymolysis)	创伤性(traumatic occlusion)
部位	胰腺(常见急性胰腺炎)	皮下、乳房
大体	不透明灰白色斑点或斑块,质较硬(钙皂)	局部肿块
镜下	坏死脂肪细胞轮廓模糊(钙皂为淡蓝色颗粒状)	脂肪细胞破裂,大量吞噬脂质的泡沫细胞和异物巨细胞反应

F. 坏疽(gangrene):是指局部组织大块坏死并继发腐败菌感染,呈黑色或污绿色的特殊形态学表现,见表1-4。$[Fe^{2+}+H_2S(臭味)=FeS(黑色)]$

表1-4　坏疽的表现类型

	干性坏疽 (dry gangrene)	湿性坏疽 (moist gangrene)	气性坏疽 (gas gangrene)
部位	四肢末端,尤其下肢	与外界相通的内脏器官如肺、肠、子宫、阑尾、胆囊等	深达肌肉的开放性创伤,尤其战伤
大体	干燥皱缩呈黑色,与正常组织界限清楚,腐败变化较轻,全身中毒症状轻	明显肿胀,蓝绿色或污黑色,与正常组织界限不清,腐败变化较重,恶臭,全身中毒症状重	坏死组织产生大量气体,呈蜂窝状,按之有捻发感,恶臭,全身中毒症状重
原因	动脉阻塞,静脉回流通畅。多为凝固性坏死	动脉阻塞,静脉回流受阻。可为凝固性和液化性坏死混合物	合并产气荚膜杆菌等厌氧菌感染所致,也属湿性坏疽

③ 坏死的结局(necrosis outcome):

A. 溶解吸收:由淋巴管、血管吸收或被巨噬细胞吞噬清除。坏死细胞溶解后,可引起局部急性炎症反应。

B. 分离排出:糜烂(erosion)——皮肤黏膜的坏死物被分离,形成组织缺损,浅者称为糜烂。

Ⅰ. 溃疡(ulcer)——皮肤、黏膜的坏死物被分离,形成组织缺损,深者称为溃疡。

Ⅱ. 窦道(sinus)——组织坏死后形成的、只开口于皮肤黏膜表面的深在性盲管(只有一个开口)。

Ⅲ. 瘘管(fistula)——连接两个内脏器官或从器官通向体表的通道样缺损(有两个开口)。

Ⅳ. 空洞(cavity)——肺、肾等内脏坏死物液化后,经支气管、输尿管等自然管道排出,所残留的空腔。

C. 机化(organization)与包裹(encapsulation):新生肉芽组织长入并取代坏死组织、血栓、脓液、异物等的过程,称为机化。如坏死组织等太大,难以完全长入或吸收,则由周围增生的肉芽组织将其包围,称为包裹。机化和包裹的肉芽组织最终形成纤维瘢痕。

D. 钙化:属于营养不良性钙化。

④ 坏死的影响(necrosis influence):坏死对机体的影响与下列因素有关:

A. 坏死细胞的生理重要性;

B. 坏死细胞的数量;

C. 坏死细胞周围同类细胞的再生情况;

D. 坏死器官的储备代偿能力。

(2) 凋亡(apoptosis):是活体内局部组织中单个细胞程序性细胞死亡(programmed cell death)的表现形式。凋亡是由体内外因素触发细胞内预存的死亡程序而导致的细胞主动性死亡方式,在形态和生化特征上都有别于坏死,如表1-5所示。

表 1-5　凋亡与坏死的比较(要点)

	凋　亡	坏　死
机制	主动进行(自杀性)	被动进行(他杀性)
死亡范围	多为散在的单个细胞	常为集聚的多个细胞
形态特征	细胞固缩,细胞膜、细胞器膜完整,形成凋亡小体	细胞肿胀,细胞膜、细胞器膜溶解破裂,细胞自溶
周围反应	不引起周围组织炎症反应和修复再生,凋亡小体可被邻近巨噬细胞吞噬	引起周围组织炎症反应和修复再生

5. 损伤的修复

(1) 修复、再生的概念

修复(repair):损伤造成机体部分细胞和组织丧失后,机体对所形成缺损进行修补恢复的过程,称为修复。修复后可完全或部分恢复原组织的结构和功能。

修复过程可概括为两种不同的形式:

① 由损伤周围的同种细胞来修复,称为再生(regeneration),如果完全恢复了原组织的结构及功能,则称为完全再生。

② 由纤维结缔组织来修复,称为纤维性修复(fibrous repair),以后形成瘢痕,故也称瘢痕修复(scar repair)。在多数情况下,由于有多种组织发生损伤,故上述两种修复过程常同时存在。在组织损伤和修复过程中,常有炎症反应。

类型：生理性再生 ————— 完全性再生
　　　 病理性再生 ————— 不完全性再生

（2）不同组织的再生潜能与再生过程

① 不稳定细胞（1abile cells）又称持续分裂细胞（continuously dividing cell）：再生能力相当强，总在不断地增殖，以代替衰亡或破坏的细胞。如表皮细胞，呼吸道、消化道和泌尿生殖管道的被覆上皮，淋巴造血细胞，间皮细胞等。

② 稳定细胞（stable cells）又称静止细胞（quiescent cell）。受到损伤后表现出较强的再生能力。肝、胰腺、涎腺、内分泌腺、汗腺、皮脂腺和肾小管上皮等。

③ 永久性细胞（permanent cells）又称非分裂细胞（nondividing cell）：无再生能力。神经细胞（不包括神经纤维）、骨骼肌细胞、心肌细胞。

（3）纤维性修复：通过肉芽组织增生，溶解、吸收损伤局部的坏死组织及其他异物，并填补组织缺损，再由肉芽组织转化成以胶原纤维为主的瘢痕组织的过程，称为纤维性修复。

① 肉芽组织的概念、成分、病变特征及肉芽组织的作用。

肉芽组织（granulation tissue）：由新生薄壁的毛细血管以及增生的成纤维细胞构成，并伴有炎性细胞浸润。

大体：鲜红色，颗粒状，柔软湿润，形似鲜嫩的肉芽。

镜下：A. 大量新生的毛细血管；B. 成纤维细胞；C. 大量炎性细胞。

作用：A. 抗感染保护创面；B. 填补创口及其他组织缺损；C. 机化或包裹坏死、血栓、炎性渗出物及其他异物。

② 瘢痕组织的概念、形态及对机体的影响。

瘢痕（scar）组织：是指肉芽组织经改建成熟形成的纤维结缔组织。

（4）创伤愈合的概念，愈合的基本过程。

创伤愈合（wound healing）：是指机体遭受外力作用，皮肤等组织出现离断或缺损后的愈复过程，为包括各种组织的再生和肉芽组织增生、瘢痕形成的复杂组合，表现出各种过程的协同作用。

① 皮肤创伤愈合：

A. 皮肤创伤愈合的基本过程：伤口早期变化→伤口收缩→肉芽组织增生→瘢痕形成→表皮及其他组织再生。

B. 创伤愈合的类型，各型的特点。

Ⅰ. 一期愈合（healing by first intention）：组织缺损少、创缘整齐、无感染、创面对合严密的伤口，如手术切口，愈合时间短，瘢痕小。

Ⅱ. 二期愈合（healing by second intention）：组织缺损大、创缘不整齐、裂开、无法整齐对合，或伴有感染，愈合时间长，瘢痕大。

② 骨折愈合（bone fracture）过程的阶段：

A. 血肿形成；

B. 纤维性骨痂形成；

C. 骨性骨痂形成；

D. 骨痂改建或再塑。

③ 影响创伤愈合的因素：全身因素，局部因素。

【实验内容】

1. 大体标本观察

（1）心肌肥大（hypertrophy of myocardium）：高血压病患者之心脏，体积明显大于正常心脏，重量增加，心尖圆钝，各房室均扩大，心肌肥厚，尤以左心室增厚最为显著（见图 1-1）。

（2）前列腺肥大（hypertrophy of prostate）：前列腺显著增大，表面呈结节状，切片呈蜂窝状，见许多大小不等的囊腔（见图 1-2）。

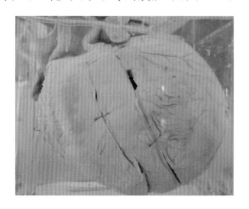 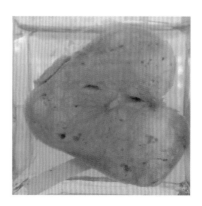

图 1-1　　　　　　　　　　　　　　　　　图 1-2

（3）心脏萎缩（heart atrophy）：心脏体积缩小，重量减轻，呈灰褐色，表面冠状血管迂曲，心外膜下脂肪消失（见图 1-3）。

（4）肾萎缩（atrophy of kidney）：肾盂结石、肾盂积水引起的肾萎缩，外观体积增大，而切面肾盂、肾盏高度扩大，肾实质萎缩（菲薄，见图 1-4）。

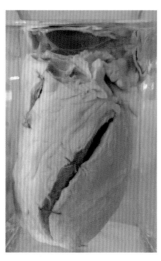 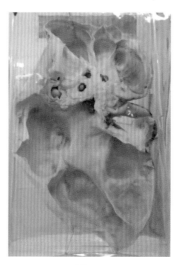

图 1-3　　　　　　　　　　　　　　　　　图 1-4

（5）脑萎缩（atrophy of brain）：两侧大脑半球及小脑均因积水而呈"囊状"，脑回扁平增宽，脑沟变浅，脑皮质变薄（见图 1-5）。

思考：此种脑萎缩与动脉粥样硬化性脑萎缩在机理和形态上有何不同？

（6）子宫萎缩（atrophy of uterus）：子宫体积明显缩小，质地变硬，切面内膜菲薄，肌层变薄（见图 1-6）。

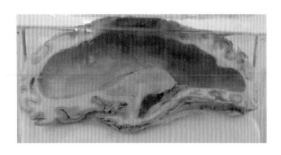
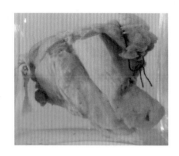

图 1-5　　　　　　　　　　　　　　　图 1-6

（7）肝脂肪变（fatty degeneration of liver）：肝脏体积增大，包膜紧张，边缘变钝，切面呈土黄色，新鲜时有油腻感，边缘略外翻（见图 1-7）。

（8）皮肤瘢痕疙瘩（keloid）：皮肤瘢痕疙瘩，向表面略呈结节状隆起，切面灰白色，质地坚韧，有纵横交错的灰白色条纹状结构（见图 1-8）。

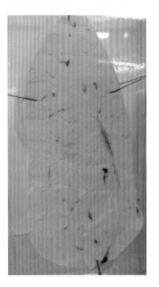
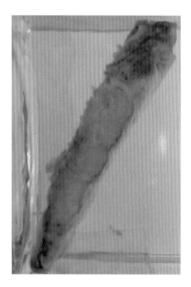

图 1-7　　　　　　　　　　　　　　　图 1-8

（9）脾凝固性坏死（coagulative necrosis of spleen）：慢性淤血性脾肿大，表面较光滑。切面：坏死区灰白色、干燥，呈三角形或锥形，界限清楚，边缘充血、出血带较明显（见图 1-9）。

（10）肾干酪样坏死（caseous necrosis of kidney）：肾体积增大，切面肾盂、肾盏广泛破坏，伴空洞形成（见图 1-10）。

（11）附睾结核（epididymis tuberculosis）：睾丸及附睾组织，切面见附睾破坏，坏死区见灰黄色干酪样坏死物（见图 1-11）。

（12）淋巴结结核（tuberculosis of lymphnodes）：淋巴结肿大，互相融合，切面见干酪样坏死物（见图 1-12）。

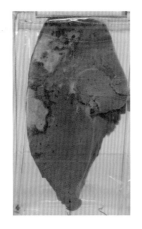

图 1-9

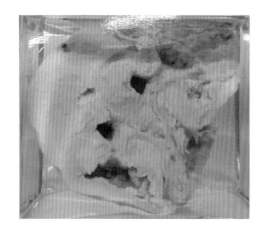

图 1-10

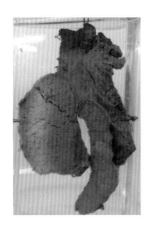

图 1-11

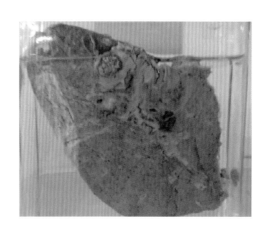

图 1-12

（13）足干性坏疽（dry gangrene of foot）：坏疽区呈黑褐色，组织干燥，皮肤皱缩，与正常组织界限清楚（见图 1-13）。

（14）肠湿性坏疽（wet gangrene of bowel）：坏疽肠段肿胀，湿润，呈黑色，浆膜面可有大量脓性渗出物覆盖，与正常组织界限不清楚（见图 1-14）。

思考：引起肠湿性坏疽的原因是什么？它与干性坏疽怎样区别？

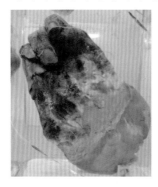

图 1-13

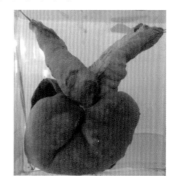

图 1-14

（15）肝阿米巴"脓肿"（amebic abscess of liver）：肝内见两个"脓腔"，边缘为破絮状，坏死组织液化已流出，一处已向外溃破（见图 1-15）。

注：阿米巴"脓肿"是由溶组织内阿米巴原虫引起的组织溶解，发生了液化性坏死，外观似脓肿，但并非由化脓菌感染引起的脓肿，故不是真性脓肿。

（16）胃慢性溃疡，小弯侧（chronic gastric ulcera at lesser curvature）：胃慢性溃疡，即黏膜坏死物被分离、脱落后形成较深的组织缺损，其边缘较整齐，底部平坦，质地较硬（见图 1-16）。

试描述其大体形态。

思考：此种溃疡在显微镜下有何表现？

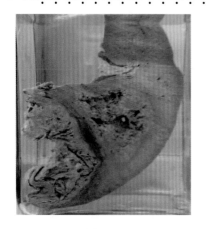　　　　　　　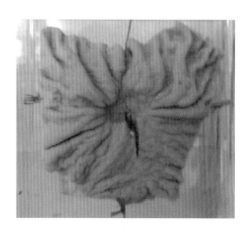

图 1-15　　　　　　　　　　　　　　　　　　　**图 1-16**

（17）慢性纤维空洞型肺结核（pulmonary tuberculosis, chronic fibro-cavitation type）：一侧肺组织，胸膜增厚，表面粗糙，切面见有空洞形成，并有散在的干酪样坏死灶，间质轻度纤维化（见图 1-17）。

注意空洞大小及洞壁情况。

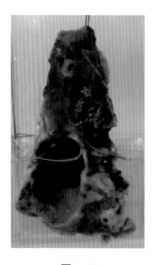

图 1-17

2. 切片观察

(1) 心肌肥大(hypertrophy of myocardium)

低倍:心肌纤维明显增粗(见图 1-18)。

高倍:心肌细胞体积增大,胞质丰富红染,核大,染色深(见图 1-19)。

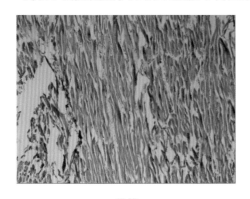

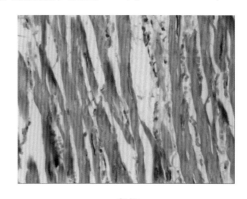

低倍

图 1-18

高倍

图 1-19

思考:心肌纤维增粗,核大、深染,有何意义?

(2) 肝细胞气球样变(ballooning degeneration of liver cell)

低倍:肝细胞水肿,体积增大,肝索增宽,排列紊乱,肝血窦变窄,有些肝细胞体积增大,变圆,胞浆几乎透亮,即为肝细胞气球样变(见图 1-20)。

高倍:气球样变的肝细胞体积明显大于周围肝细胞,呈圆形,胞质几乎完全透明,核增大,染色淡(见图 1-21)。

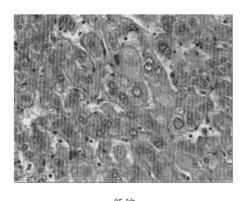

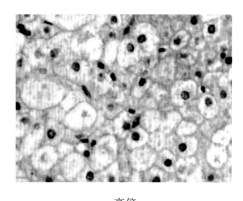

低倍

图 1-20

高倍

图 1-21

思考:肝细胞气球样变,病因去除能否恢复正常结构和功能?

(3) 肝脂肪变性(fatty degeneration of liver):见图 1-22 和图 1-23。

作业:试描述或绘出肝细胞脂肪变性的镜下表现。

思考:如何区别肝细胞气球样变与脂肪变性?

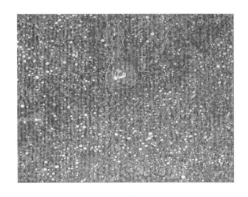

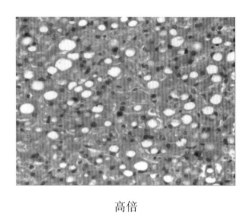

低倍   高倍

图 1-22   图 1-23

（4）结缔组织玻璃样变(hyaline degeneration in connective tissue)：见图 1-24 和图 1-25。

镜下：皮下纤维结缔组织局限性增生，胶原纤维增粗，并互相融合为均质红染半透明物，纤维细胞和血管明显减少。

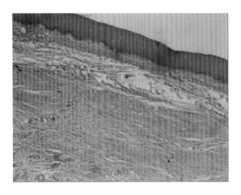

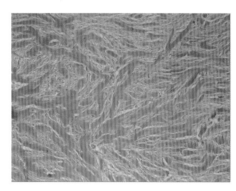

低倍   高倍

图 1-24   图 1-25

思考：结缔组织玻璃样变的物质基础是什么？

（5）纤维素样坏死(fibrinoid necrosis)：见图 1-26 和图 1-27。

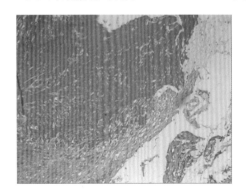

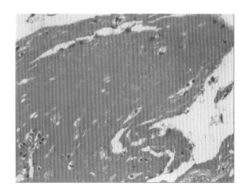

低倍   高倍

图 1-26   图 1-27

镜下:病变区为颗粒状、丝状、束状、片状无结构深红染物质,似纤维素。

思考:纤维素样坏死常发生于什么组织? 常见于哪些疾病?

(6) 肾贫血性梗死(anemic infarct of kidney):见图 1-28。

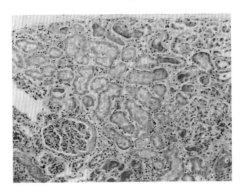

高倍

图 1-28

作业:试描述或绘出肾梗死区肾小球、肾小管结构及梗死区边缘的病理变化。

(7) 肉芽组织(granulation tissue):见图 1-29 和图 1-30。

① 肉芽组织表面有一层炎性渗出物。

② 大量新生毛细血管生长,与表面相垂直。

③ 间质疏松水肿,有成纤维细胞增生和炎细胞浸润。

④ 深部血管减少,成纤维细胞成熟变为纤维细胞,并胶原化形成瘢痕。

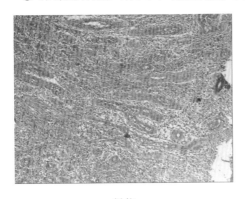

低倍

图 1-29

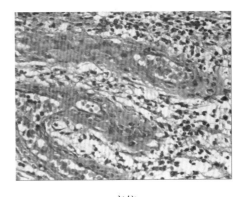

高倍

图 1-30

作业:绘出肉芽组织的镜下表现。

复习自测题

一、名词解释

1. 肥大(hypertrophy)

2. 增生(hyperplasia)

3. 萎缩(atrophy)

4. 适应(adaption)

5. 化生（metaplasia）　　　　　6. 变性（degeneration）

7. 病理性钙化（pathologic calcification）

8. 坏死（necrosis）　　　　　　9. 凋亡（apoptosis）

10. 坏疽（gangrene）　　　　　11. 溃疡（ulceration）

12. 空洞（cavitation）　　　　　13. 机化（organization）

14. 包裹（encapsulation）　　　　15. 再生（regeneration）

16. 修复（repairation）　　　　　17. 肉芽组织（granulation tissue）

18. 疤痕疙瘩（keloid）　　　　　19. 纤维素样坏死（fibrinoid necrosis）

20. 脂肪变性（fatty change，steatosis）

21. 糜烂（erosion）　　　　　　22. 细胞水肿（cellular swelling）

23. 透明变（hyaline degeneration）　　24. 凝固性坏死（congulative necrosis）

25. 液化性坏死（liquefactive necrosis）

26. 肝细胞气球样变（ballooning degeneration of liver cell）

二、简答题

1. 细胞内的变性有几种类型？原因与机理有何不同？

2. 干性、湿性与气性坏疽的原因及形态有何不同？

3. 何为肉芽组织？试述肉芽组织中各种成分与功能的关系，试述肉芽组织在损伤修复中的作用。

4. 试述萎缩器官的基本病理变化。

5. 坏死与凋亡有何不同？

6. 简述组织坏死的类型，形成条件及各型坏死的病理表现及结局。

7. 列表说明创伤一期愈合与二期愈合的异同。

8. 简述骨折愈合的基本过程。

于东红　朱　博

第 2 章　局部血液循环障碍

【学习要求】

(1) 掌握静脉性充血(淤血)的概念,肝、肺慢性淤血的病理变化及临床病理联系。掌握血栓形成和血栓的概念,血栓形成的条件和机制,血栓的类型及形态表现,血栓的结局及对机体的影响。掌握栓塞及栓子的概念、栓子运行的途径,血栓栓塞的部位和对机体的影响。掌握栓塞的类型和对机体的影响,掌握梗死的概念,不同类型梗死的病变特点和形成条件。

(2) 了解动脉性充血的原因其病理变化及后果。掌握出血的概念和类型。了解血栓形成的过程。了解栓塞的原因。了解器官梗死对机体的影响及梗死的结局。了解出血的原因、病理变化及后果。

【理论内容提要】

1. 充血(hyperemia)和淤血(congestion)

局部组织血管内血液含量的增多,主要表现在以下几个方面。

(1) 充血或动脉性充血(arterial hyperemia):器官或组织内因动脉输入血量的增多而发生的充血。

原因:① 生理性充血——进食后的胃肠;运动时的骨骼肌;妊娠时的子宫。

② 病理性充血。

A. 炎症性充血——炎症早期,因轴突反射和炎症介质的作用。

B. 减压后充血——如绷带、止血带解除后;一次大量抽放腹水。

病变:体积略大,色鲜红,温度升高。

后果:一般对机体无重要影响。有高血压或动脉粥样硬化等疾病者,情绪激动时脑动脉可破裂出血。

(2) 淤血或静脉性充血(venous hyperemia):器官或局部组织静脉血流回流受阻,血液淤积于小静脉和毛细血管内而发生的充血。

原因:① 静脉受压——如肿瘤、妊娠子宫、绷带过紧、肠扭转、肝硬化等。

② 静脉腔阻塞——如血栓形成,肿瘤细胞形成瘤栓等。

③ 心力衰竭 { A. 左心衰竭:肺淤血(如二尖瓣狭窄、心肌梗死等)。
B. 右心衰竭:体循环淤血(如肺心病)。
C. 全心衰竭:全身淤血。

病变:体积增大,紫蓝色(发绀,cyanosis),温度降低。组织内小静脉和毛细血管扩张,充满血液,可伴有水肿。

　　后果:① 实质细胞变性、死亡、萎缩。

　　② 淤血性硬化(congestive sclerosis)(间质网状纤维胶原化,纤维组织增生)。

　　③ 淤血性水肿(congestive edema)。

　　④ 淤血性出血(congestive hemorrhage)(漏出性出血)。含铁血黄素细胞:出血灶中的红细胞碎片被巨噬细胞吞噬,血红蛋白被溶酶体酶分解,析出含铁血黄素并堆积在巨噬细胞胞质内,这种细胞称之为含铁血黄素细胞。

　　(3) 慢性肺淤血

　　原因:左心衰竭。

　　病变:A. 早期——淤血性肺水肿:肺泡壁毛细血管和小静脉高度扩张淤血,肺泡腔内有少量漏出的水肿液和红细胞,还有巨噬细胞及心力衰竭细胞(heart failuer cell)(左心衰竭时,患者肺内和痰内含有含铁血黄素的巨噬细胞)。

　　B. 晚期——肺褐色硬化(brown duration in lung)。

　　(4) 慢性肝淤血

　　原因:右心衰竭。

　　病变:A. 早期——槟榔肝(nutmeg liver):肝小叶中央静脉及其周围的肝窦扩张淤血,其周围肝细胞变性、萎缩或消失,小叶外围肝细胞出现脂肪变,切面呈红黄相间的网络状条纹,形似槟榔。

　　B. 晚期——淤血性肝硬化(congestive liver cirrhosis)。

2. 出血(hemorrhage)

血液从血管或心腔逸出。

　　(1) 按出血机制分

　　① 破裂性出血(rupture hemorrhage):心脏和血管完整性发生改变。原因有创伤、心肌梗死、动脉瘤、室壁瘤和静脉曲张破裂等;炎症、肿瘤的侵蚀。

　　② 漏出性出血(leakage hemorrhage):毛细血管和毛细血管后静脉通透性增加,血液经扩大的内皮细胞间隙和受损的基底膜漏出血管外。原因有缺氧,毒素,变态反应,维生素 C 缺乏,血小板减少和凝血因子缺乏等。

　　(2) 按出血部位分

　　① 内出血:血肿(hematoma),积血。

　　② 外出血:咯血,呕血,便血,血尿,鼻衄,淤点(petechiae),淤斑(ecchymoses),紫癜(purura)。

　　出血对机体的影响决定于出血量、出血的速度和出血部位。

3. 血栓形成(thrombosis)

在活体的心脏和血管内,血液发生凝固或血液中某些有形成分凝集形成固体质块的过程。所形成的固体质块称为血栓(thrombus)。

　　(1) 血栓形成的条件和机制

　　① 心血管内皮细胞的损伤——最重要最常见的原因。胶原暴露是最重要的因素。

　　② 血流状态的改变——血流缓慢和涡流形成。

③ 血液凝固性增高——血液中血小板和凝血因子增多。

（2）血栓的类型与形态

① 白色血栓（pale thrombus）：静脉血栓的头部；赘生物（心瓣膜上的白色血栓）。镜下由血小板和少量纤维素构成，大体灰白色，与内膜壁黏着紧密。

② 混合血栓（mixed thrombus）：静脉血栓的体部；心室和动脉的附壁血栓（mural thrombus），层状血栓。镜下由淡红色无结构的呈分支状或不规则珊瑚状血小板小梁和充满小梁间纤维蛋白网的红细胞构成，大体红白相间，易脱落。

③ 红色血栓（red thrombus）：静脉血栓的尾部；镜下见纤维蛋白网眼内充满血细胞，大体暗红色，易脱落。

④ 透明血栓（hyaline thrombus）（微血栓，microthrombus）：见于微循环内，由嗜酸性同质性的纤维蛋白构成（或纤维性血栓，fibrinous thrombus）。

（3）血栓的结局

① 软化、溶解、吸收：纤维蛋白溶解酶激活和白细胞释放溶蛋白酶的作用。

② 机化、再通（recanalization）。

③ 钙化——静脉石（phlebolith）、动脉石（arteriolith）。

（4）血栓对机体的影响

① 有利——阻塞裂口和阻止出血；病变管腔内血栓形成可避免大出血。

② 不利——阻塞血管，栓塞，心瓣膜变形，广泛性出血。

4. 栓塞（embolism）

在循环血液中出现的不溶于血液的异常物质，随血流运行阻塞血管腔的现象。阻塞血管的异常物质称栓子（embolus）。

（1）栓子的种类：血栓、脂肪滴、气体（空气、氮气）、羊水、瘤细胞团、细菌、寄生虫及虫卵等。最常见的是脱落的血栓节段或碎片。

（2）栓子的运行途径：一般随血流方向运行。

① 静脉系统和右心栓子——肺动脉及其分支。

② 主动脉系统和左心栓子——全身脏器动脉。

③ 门静脉系统栓子——肝门静脉及其分支。

④ 交叉性栓塞（crossed embolism）——有房间隔或室间隔缺损者。

⑤ 逆行性栓塞（retrograde embolism）——胸、腹压突然增高。

（3）栓塞的类型及其对机体的影响

① 血栓栓塞（thromboembolism）：

肺动脉栓塞：栓子95%来源于下肢膝以上的深部静脉，如腘静脉、股静脉、髂静脉。

A. 不引起明显后果：较小栓子→肺动脉小分支栓塞→被侧支循环代偿。

B. 肺出血梗死：较大栓子，栓塞前有严重肺淤血。

C. 猝死：巨大栓子→肺动脉主干或大分支；或较多栓子→广泛栓塞肺动脉分支；死于肺动脉、支气管动脉和冠状动脉广泛痉挛→急性肺动脉高压和右心衰。

体循环动脉栓塞：栓子80%来源于左心，可栓塞于全身各处，最常见于脑、肠、肾、脾、下肢，引起梗死。

② 脂肪栓塞：栓子常见于创伤（长骨骨折、脂肪组织严重挫伤、烧伤、脂肪肝破裂）。

A. 少量栓塞时,脂滴由巨噬细胞吞噬,无症状。

B. 大量直径大于 $20\mu m$ 脂滴进入肺内→广泛阻塞肺微血管→肺功能不全。

C. 直径小于 $20\mu m$ 脂滴通过肺泡壁毛细血管入左心常引起脑栓塞→点状出血、梗死、脑水肿。

③ 气体栓塞:

空气栓塞:外界空气由于胸腔负压进入头颈、胸壁和肺手术或创伤时损伤的静脉内。

A. 不引起严重后果:气体量少,溶解于血液内。

B. 猝死:空气量多于 100 ml,右心腔充满血气泡,导致循环中断。

C. 肺小动脉栓塞或小气泡通过肺泡壁毛细血管入左心引起动脉系统栓塞如脑栓塞。

减压病(decompression sickness)或沉箱病(caisson)、潜水员病(diver's)、氮气栓塞:环境大气压骤然改变引起溶解于血液中的氮气析出而致栓塞。

临床表现有:

A. 皮下气肿;

B. 肌肉和关节的疼痛;

C. 股骨头、径骨和髂骨无菌性坏死;

D. 四肢和肠道痉挛性疼痛;

E. 引起心、脑、肺和肠缺血和梗死,甚至危及生命。

④ 羊水栓塞(amniotic fluid embolism):分娩过程中羊水成分进入母体血液循环。

原因:羊膜破裂、早破或胎盘早剥加上胎儿阻塞产道和宫缩强烈致宫内压增高→羊水进入宫壁破裂的静脉窦→肺动脉分支及毛细血管栓塞。

诊断依据:镜下见肺小动脉和毛细血管内有羊水成分。

后果:产妇突然出现呼吸困难、发绀、抽搐、休克、昏迷甚至死亡。

猝死机制:过敏性休克;动脉机械性阻塞和反射性血管痉挛;DIC。

⑤ 其他栓塞:

肿瘤细胞栓塞:形成转移瘤。

细菌、真菌、寄生虫及虫卵栓塞:感染扩散。

5. 梗死(infarction)

器官或局部组织由于血管阻塞、血流停止导致缺氧而发生的坏死。

(1)梗死形成的原因

① 血栓形成——梗死最常见的原因。

② 动脉栓塞——脾、肾、肺、脑梗死最常见的原因。

③ 动脉痉挛——常见于发生严重动脉粥样硬化及其并发症的冠状动脉。

④ 血管受压闭塞——肿瘤、肠扭转、卵巢肿块扭转。

(2)梗死形成的条件

① 供血血管类型——肺、肝、前臂、手有双重血供或有丰富的吻合支;肾、脾、脑等动脉吻合支少。

② 局部组织对缺血的敏感程度——神经细胞和心肌细胞耐受性低,骨骼肌和纤维结缔组织耐受性最强。

(3)梗死的病变

① 梗死灶的形状——脾、肾、肺:锥形(切面扇面形或三角形,尖端指向门部,底部为器官的表面);心脏:地图状;肠:节段形。

② 梗死质地——心、脾、肾梗死:凝固性坏死;脑梗死:液化性坏死。

③ 梗死颜色——贫血性梗死(白色梗死):含血少呈灰白;出血性梗死(红色梗死):含血多呈暗红色。

(4) 梗死的类型及其特点

梗死的类型:A. 贫血性梗死(aemic infarct);B. 出血性梗死(emorrhagic infarct);C. 败血性梗死(septic infarct)。

(5) 梗死的结局和对机体的影响

结局——机化、包裹、钙化、液化。

对机体的影响:肾梗死——腰痛、血尿;肺梗死——咯血、胸痛;肠梗死——腹痛、便血和腹膜炎;心肌梗死——传导阻滞、心纤维颤动、猝死;脑梗死——与部位和范围有关,严重者猝死;四肢、肺、肠梗死——坏疽。

(6) 贫血性梗死与出血性梗死的区别,如表 2-1 所示。

表 2-1　贫血性梗死与出血性梗死对比

			贫血性梗死	出血性梗死
条件病理变化	血管		动脉阻塞,静脉无淤血	动脉阻塞,静脉回流受阻,严重淤血
	组织结构		致密	疏松
	侧支循环		不充分	双重血液循环
	大体	早期	锥体形、三角形(脾、肾)地图状(心),周围有炎性暗红色出血充血带;囊腔(脑)	锥体形、三角形(肺)暗红色,出血、充血带不明显
		晚期	灰白或淡黄色,表面干燥稍低陷	
	镜下	早期	细胞核消失,组织轮廓存在,炎性充血、出血带明显(凝固性坏死,脑组织为液化性坏死)	结构不清,充满红细胞(凝固性坏死)
		晚期	细胞崩解呈颗粒状,凝固性坏死梗死边缘肉芽组织—瘢痕形成	肉芽组织长入(机化)—瘢痕形成
	好发部位		肾、脾、心、脑	肺、肠

【实验内容】

1. 标本观察

(1) 慢性肝淤血(chronic congestion of the liver):肝脏体积增大,包膜紧张,重量增加,切面呈红黄相间,极似"槟榔",故称"槟榔肝"(见图 2-1)。

思考:黄色区域之本质是什么? 与脂肪肝的区别?

（2）慢性脾淤血(chronic congestion of the spleen):标本为一片脾脏,被膜增厚。切面脾小体消失,有散在灶性出血(见图 2-2)。

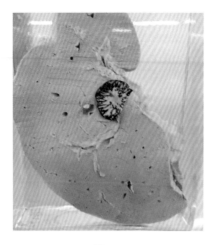

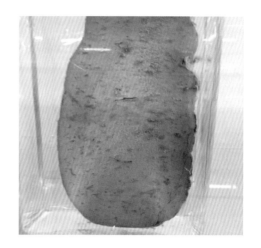

图 2-1　　　　　　　　　　　　　　　图 2-2

（3）大脑出血(brain hemorrhage):标本为大脑冠状切面(见图 2-3)。左内囊处(丘脑与豆状核,尾状核之间)出血,侧脑室受压。对侧颞叶见一囊腔。内壁有含铁血黄素沉着,为陈旧性出血区。

（4）小脑出血(cerebrellar hemorrhage):标本为小脑冠状切面,于一侧见出血区(见图 2-4)。

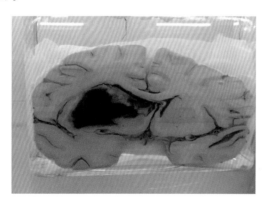

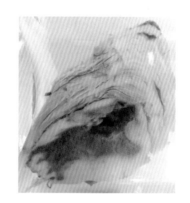

图 2-3　　　　　　　　　　　　　　　图 2-4

（5）肾上腺出血(adrenal hemorrhage):标本见两侧肾上腺均显著弥漫性出血(见图 2-5)。

（6）脾出血(splenic rupture):标本为一片脾脏。脾被膜下及实质内均大片出血(见图 2-6)。

（7）肺灶性出血(focal lung hemorrhage):标本为肺组织,切面见多灶性出血(见图2-7)。

（8）动(静)脉瘤,伴血栓形成(arteriovenous aneurysm):标本为手术切除之动脉"瘤"内有血栓形成(见图 2-8)。

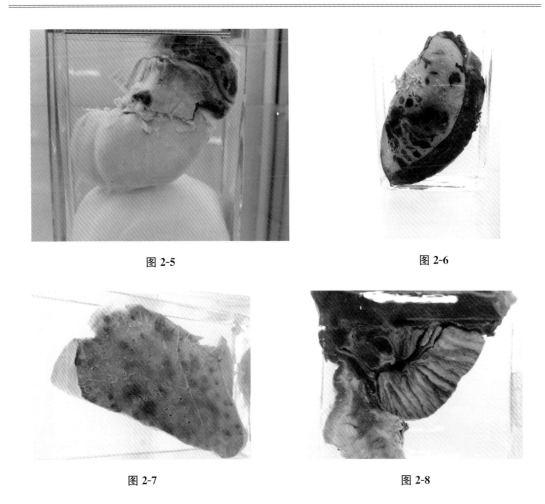

图 2-5　　　　　　　　　　　　　图 2-6

图 2-7　　　　　　　　　　　　　图 2-8

（9）脾贫血性梗死（anemic infact of spleen）：标本为一片脾脏，伴慢性淤血。于脾脏一侧切面见一梗死灶，灰白色，质地较实，周围有暗红色出血带（见图 2-9）。

（10）血栓机化，钙化（organization and calcification of thrombus）：标本为海绵状血管瘤伴血栓及静脉石形成，血栓直径 1.5～2.5 cm，切面呈分层状，静脉石球形，灰白色，直径 0.2～0.4 cm（见图 2-10）。

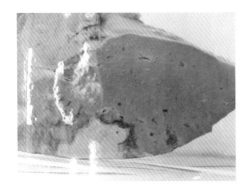
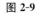

图 2-9　　　　　　　　　　　　　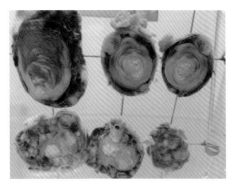

图 2-10

（11）肺出血性梗死（hemorrhagic infarct of lung）：标本为一片肺组织。肺组织肿胀，包膜紧张。切面灰褐色,肺边缘处见一紫红色锥体状梗死灶,质较实,病灶尖端指向肺门,基底靠近肺胸膜(见图 2-11)。

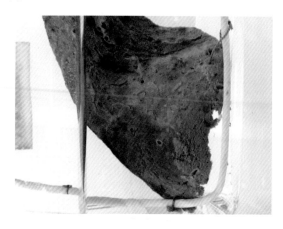

图 2-11

2. 切片观察

(1) 慢性肺淤血(chronic pulmonary congestion)

低倍:不同区域肺泡腔内有粉红色液体或巨噬细胞,肺间质不同程度纤维化(见图 2-12)。

高倍:肺泡腔及肺间质内见大量吞噬含铁血黄素的巨噬细胞,部分肺泡腔内大量淡红色浆液积聚使肺泡腔扩大,部分肺泡壁毛细血管网轻度扩张充血,部分肺泡壁纤维组织增生(见图 2-13)。

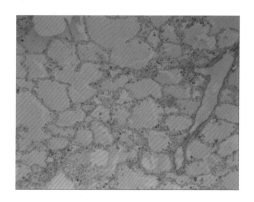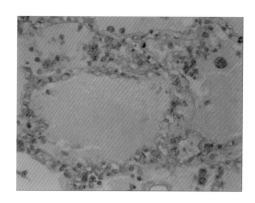

图 2-12   图 2-13

(2) 肝淤血(chronic passive congestion of liver)

低倍:肝小叶结构完整,中央静脉及周围肝窦大片扩张,充血,小叶周边肝窦扩张,充血不明显(见图 2-14)。

高倍:中央静脉及周围肝窦扩张,内充满大量红细胞,该处肝细胞萎缩、消失,小叶周边肝细胞体积增大,胞质内充满红染细颗粒,部分肝细胞浆内有大小不一的脂滴空泡(见图2-15)。

思考:与肝淤血大体标本有何联系? 脂滴空泡有何特点?

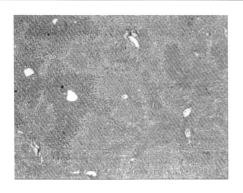

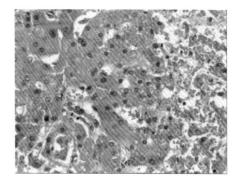

图 2-14

图 2-15

（3）血栓（thrombus）

低倍：血管腔内充满粉红色小梁与深红色区层状交替排列（见图 2-16）。

高倍：红细胞与血小板梁层状交替排列，小梁边缘排列中性粒细胞，部分血栓与血管壁附着，肉芽组织长入血栓内（见图 2-17）。

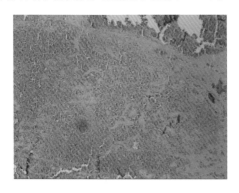

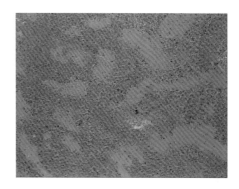

图 2-16

图 2-17

（4）血栓机化（organization and recanalization of thrombus）

低倍：一个动脉，一个静脉，腔内均充以肉芽组织，少数毛细血管管腔明显扩大，为早期再通表现（见图 2-18）。

高倍：血管腔内新生的毛细血管，成纤维细胞，红细胞，各种炎细胞及含铁血黄素沉着（见图 2-19）。

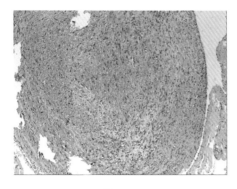

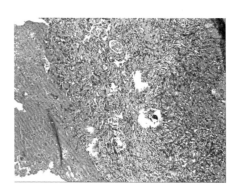

图 2-18

图 2-19

（5）肾贫血性梗死（anemic infarct of kidney）（见图 2-20 和 2-21）：用目镜倒置看，见略呈三角形的淡染（梗死）区域。

低倍：梗死区肾小球，肾曲管的结构轮廓尚存。但细胞边界模糊，核消失，浆呈嗜酸性质块。梗死边缘部与正常肾组织交界区有充血，出血及炎细胞浸润。

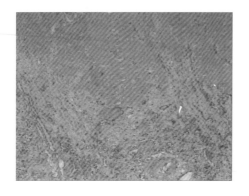

图 2-20　　　　　　　　　　　　　　　图 2-21

思考：贫血性梗死属何种坏死？镜下有何特点？

（6）肺出血性梗死（pulmonary red infarct）：肉眼见一楔形红色区域，分界尚清楚。如图 2-22 和图 2-23 所示。

高倍：梗死区充满红细胞，肺泡组织结构不清，周围肺组织显著充血，充血、出血带不明显。

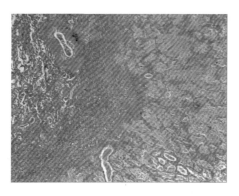
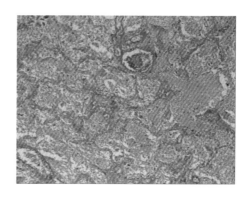

图 2-22　　　　　　　　　　　　　　　图 2-23

复习自测题

一、名词解释

1. 淤血（congestion）
2. 心衰细胞（heart failure cell）
3. 肺褐色硬化（brown duration in lung）
4. 槟榔肝（nutmeg liver）
5. 血栓形成（thrombosis）
6. 混合血栓（mixed thrombus）
7. 附壁血栓（mural thrombus）

8. 出血（hemorrhage）   9. 栓塞（embolism）

10. 贫血性梗死（aemic infarct）   11. 梗死（infarct）

二、简答题

1. 淤血对机体的影响及后果有哪些？

2. 简述肺淤血、肝淤血的病理特点。

3. 简述肺动脉栓塞时栓子的类型及对机体的影响。

4. 梗死的类型及形态特征表现如何？ 与坏死有何关系？

5. 简述各主要脏器梗死的形态及对机体的影响。

6. 淤血、血栓形成、栓塞、梗死相互间有什么关系？

龚晓萌 张 琼

第3章 炎　　症

【学习要求】

（1）掌握炎症的概念与基本病理变化（变质、渗出、增生）；各种类型炎症的病变特征，并熟悉相关的疾病名称；各种炎细胞的形态特征，功能与意义；渗出性病变的病理过程与表现，熟悉其与渗出性炎症的关系；炎性肉芽肿的概念、类型与病变的特征。

（2）熟悉炎症的局部表现与全身反应；急性和慢性炎症的临床经过与结局；炎性息肉与炎性假瘤的概念与病变特征。

（3）了解炎症的原因和意义；炎症介质的来源、类型与作用。

【理论内容提要】

1. 炎症概述（inflammation overview）

（1）炎症的定义（inflammation definition）：具有血管系统的活体组织对各种损伤因子的刺激所发生的以防御反应为主的基本病理过程，称为炎症。

炎症反应包括吞噬和清除作用及血管反应，血管反应是炎症过程的中心环节。炎症是损伤、抗损伤和修复三位一体的综合过程。

（2）炎症的原因（inflammation causes）

① 物理性因子：高温、低温、放射线、切割伤、挤压伤、挫伤等。

② 化学性因子：强酸、强碱、强氧化剂等外源性化学物质；坏死崩解物、代谢产物如尿素、尿酸盐等内源性化学物质。

③ 生物性因子：细菌、病毒、霉菌、立克次体、支原体、螺旋体、寄生虫等，这个最常见，也最重要。

生物性因子致病作用：在细胞内繁殖，产生和释放毒素，DNA 整合到宿主细胞，或通过免疫反应等引起炎症反应。

感染（infection）：生物性因子引起的炎症。

④ 坏死组织：潜在致炎因子（炎症性充血）。

⑤ 变态反应或异常免疫反应：Ⅰ型（如过敏性鼻炎）、Ⅱ型（如抗肾小球基底膜肾炎）、Ⅲ型（如免疫复合物性肾小球肾炎）、Ⅳ型（如结核病）、自身免疫性疾病（如溃疡性结肠炎、系统性红斑性狼疮等）。

（3）炎症的局部表现和全身反应（local and systemic reactions of inflammation）

① 局部表现:红、肿、热、痛、功能障碍。

② 炎症的全身反应:发热、嗜睡、厌食、肌肉蛋白降解加速、补体和凝血因子合成增多、末梢血白细胞数目的改变。

末梢血白细胞改变:

① 细菌感染时,白细胞计数可达 15000~20000/mm³,若达到40000~100000/mm³ 时称为类白血病反应。核左移:指末梢血中白细胞计数增加,而且相对不成熟的杆状核中性粒细胞比例增加。

② 化脓性炎——中性粒细胞增多;肉芽肿性炎——单核巨噬细胞增多;寄生虫感染和过敏反应——嗜酸性粒细胞增多;病毒感染——单核细胞淋巴细胞增多。

③ 某些细菌(伤寒杆菌)、病毒(流感病毒、肝炎病毒)、立克次体、原虫——严重感染,抵抗力低下时白细胞计数减少。

2. 炎症的基本病理变化(basic pathologic changes of inflammation)

(1) 变质(alteration)

① 定义:炎症局部组织发生的变性和坏死称为变质。由致炎因子直接损伤、局部血液循环障碍、免疫机制介导或炎症反应产物的间接作用所致。常见于病变早期,是损伤过程。

知识链接:

分子病理技术在感染性疾病中的应用:(1) 传染病的直接诊断:已经有大量商品化的基因探针和 PCR 试剂,用于检测 16S 核糖体 RNA。这种 RNA 可用作一种方便的广谱的杂交靶标,因为这种 rRNA 含有每一微生物所特有的序列,每一微生物中都存有数千个拷贝相同的 rRNA,其可作为一种靶序列扩增的自然形式。传染病的基因探针诊断在灵敏性、特异性和应用范围上均优于其他诊断方法,除对细菌、病毒、寄生虫等病原微生物作出快速准确诊断外,还可在混有大量杂菌的标本中直接检出致病菌,包括不能培养的和很难培养的细菌、病毒和死菌。并可对检出微生物的科、属和种进行准确的分类鉴定。(2) 流行病学调查:在传染病暴发的情况下,分子检测的方法对回答许多流行病学的问题具有不可估量的价值:提供单一菌株还是多菌株感染的资料,有助于鉴定传染源和传播途径;鉴定致病力超强的菌株;示踪那些很难培养的感染因子。相关技术:质粒谱系分析;质粒指纹印迹分析;基因组指纹印迹分析;核糖体分析;脉冲场凝胶电泳;PCR 及其产物的序列分析。(3) 新微生物的鉴定:鉴定未知微生物的通常策略是:使用种属特异性的 16SrRNA 引物,扩增,进而鉴定待测的微生物。如:鉴定出 Rochalimaea hensselae(亨氏罗卡利马氏体菌)是杆菌性血管瘤病的致病菌;Ehrlichia chaffeensis(查菲埃立克次体)是人类欧利希病的病原因子。

② 形态变化:实质细胞变质——细胞水肿、脂肪变性、凝固性坏死、液化性坏死;间质细胞变质——黏液样变性、淀粉样变性、纤维素样坏死。

(2) 渗出(exudation)

① 基本概念:炎症局部组织血管内的液体、蛋白质和细胞成分通过血管壁进入组织间隙、体腔、黏膜表面或体表的过程称为渗出,所渗出的液体和细胞总称为渗出液,渗出的细胞称为炎细胞(inflammatory cells)。

渗出是炎症最具有特征性的病变和诊断依据。渗出常见于病变的早期,是抗损伤和修复过程,具有重要的防御作用。

② 渗出液的意义

有利作用:稀释毒素,减轻局部损伤;带来营养物质,带走代谢产物;含有补体抗体,消灭病原体;纤维素网的局限病灶作用,表面吞噬作用,促进纤维修复。

不利影响:积液过多的压迫作用,纤维素过多可机化粘连。

③ 渗出液与漏出液的区别(见表3-1):

表 3-1   渗出液与漏出液的区别

	渗出液(exudate)	漏出液(transudate)
原因	炎症	非炎症
机制	血管通透性升高	流体静压升高
蛋白质	>25 g/L	<25 g/L
比重	>1.020	<1.020
细胞数	>0.5X10^9/L	<0.5X10^9/L
Rivalta 试验	阳性	阴性
凝固性	能自凝	不能自凝
透明度	混浊	澄清

知识链接:

(1) Rivaltla 试验为醋酸蛋白试验,即在液体中加入醋酸,使蛋白质凝固沉淀,如有此反应即为阳性,表明液体中含较多蛋白质,为渗出液,否则为阴性,即漏出液。漏出液:静脉回流受阻,毛细血管内压升高,血浆胶体渗透压降低,引起血管内液体漏出进入体腔或组织间隙,为被动性漏出。

(2) 渗出液和漏出液聚集在组织间隙叫水肿,聚集在浆膜腔叫积液。在炎症过程中分别叫炎性水肿和炎性积液。

(3) 增生(proliferation)

① 定义:在致炎因子、组织崩解产物、炎症介质的共同作用下,炎症局部细胞增殖,细胞数量增多。一般发生在炎症后期和慢性炎症,少数急性炎症(急性肾小球肾炎,伤寒)是抗损伤和修复过程。

② 实质细胞的增生:黏膜上皮、腺上皮和肝细胞等;间质细胞的增生:巨噬细胞、内皮细胞和成纤维细胞等。

3. 急性炎症(acute inflammation)

急性炎症持续时间短,几天到一个月,以渗出性病变为主。渗出性病变的主要环节:血液动力学改变→血管通透性增高→炎症性渗出。

液体渗出机制:血管扩张和血流加速引起内流体静水压升高和血浆超滤;组织胶体渗透压升高;血管通透性增加。

(1) 急性炎症过程中血流动力学改变

致炎因素→神经感受器→细小动脉痉挛,短暂收缩→动脉性充血,血管扩张血流加速(神经因素:轴突反射,血管运动神经兴奋所致)→静脉性充血,血流缓慢、停滞(体液因素:炎症介质,代谢产物的作用)→通透性增加→液体渗出。

(2)血管通透性增加

机制:血管内皮细胞收缩,间隙变宽,短暂;内皮细胞骨架重构;内皮细胞穿胞作用增强;直接损伤内皮细胞;迟发持续性渗漏;白细胞介导的内皮细胞损伤;新生毛细血管壁的高通透性。

(3)白细胞渗出和吞噬作用

① 白细胞的渗出过程:白细胞边集和滚动→黏附→游出→趋化作用。

② 趋化作用(chemotaxis)与趋化因子(chemotactic factor):A. 白细胞游出后沿浓度梯度向着化学刺激物作定向移动称趋化作用;B. 能够引起白细胞定向游走的化学刺激物称为趋化因子或趋化物质。

趋化因子具有特异性,分为外源性(细菌产物)和内源性(补体成分、白细胞三烯、细胞因子)两大类。

趋化因子是通过靶细胞表面的特异性受体引起白细胞位移的。

③ 炎细胞及其类型:

炎细胞浸润:渗出到血管外的白细胞在趋化因子作用下进入组织间隙。

炎细胞浸润是炎症反应的重要形态特征。

炎细胞的类型、来源、形态、作用及意义如表 3-2 所示。

A. 中性粒细胞(neutrophilic granulocyte);B. 单核巨噬细胞(monocytes and macrophages);C. 嗜酸性粒细胞(eosinophilic granulocyte);D. 淋巴细胞(lymphocyte);E. 浆细胞(plasmocyte)。

表 3-2　炎细胞的类型、来源、形态、作用及意义

	来　源	形　态	作　用	意　义
中性粒细胞	血液	圆形,直径 $10\sim12~\mu m$,胞质弱嗜酸性,核呈分叶状(2～5叶),嗜碱性	吞噬作用,死亡后释放溶解酶	急性或早期炎症,细菌感染,化脓性炎
单核巨噬细胞	血液,局部组织	圆或卵圆形,$14\sim20~\mu m$,胞质弱嗜酸性,核呈肾形、卵圆形,居中或偏位,嗜碱性	吞噬作用,免疫反应	急性炎症后期慢性炎症,肉芽肿性炎
嗜酸性粒细胞	血液	圆形,$10\sim15~\mu m$,胞质内含多量粗大嗜酸性颗粒,核分叶状,多为 2 叶,居中,嗜碱性	有较弱的吞噬功能	某些变态反应性疾病,寄生虫感染
淋巴细胞	血液局部组织	圆形,$6\sim9~\mu m$,胞质弱嗜碱性,量少,核圆形嗜碱性,染色质集结成块状	免疫反应	慢性炎症,病毒感染,特殊性炎症
浆细胞	由 B 细胞转化而来	卵圆形,胞质嗜碱性,核圆形,常偏于一侧,周围有空晕,染色质紧靠核膜呈辐射状	免疫反应,产生抗体	慢性炎症

④ 白细胞的作用:吞噬作用;免疫作用;损伤作用。

Ⅰ. 吞噬细胞:中性粒细胞(小吞噬细胞);巨噬细胞(大吞噬细胞)。

吞噬过程:识别和附着→吞入→杀伤和降解。

Ⅱ. 免疫作用:抗原→ 机体→ 巨噬细胞处理→ 将抗原递呈给 T 和 B 细胞→ 活化后分别产生淋巴因子和抗体→ 杀伤病原微生物。

Ⅲ. 损伤作用:中性粒细胞释放溶酶体酶、活性氧自由基、前列腺素等,引起内皮细胞和组织损伤,加重原始致炎因子的损伤作用。

⑤ 白细胞功能缺陷

Ⅰ. 黏附缺陷:反复细菌感染和创伤愈合不良。

Ⅱ. 吞入和脱颗粒障碍:严重的免疫缺陷和反复细菌感染。

Ⅲ. 杀菌活性障碍:慢性肉芽肿性疾病。

(4) 炎症介质的定义、来源、分类与作用

① 炎症介质(inflammatory mediator):一组参与并诱导炎症发生发展的具有生物活性的化学物质。

② 炎症介质的来源、分类、作用比较,如表 3-3 所示。

表 3-3 炎症介质的来源、分类、作用比较

来　源		举　例	血管扩张	通透性升高	趋化作用	致痛作用	组织坏死	发热
血浆:	凝血系统	纤维蛋白多肽		+	+			
	纤溶系统	纤维蛋白溶酶		+	+			
	激肽系统	激肽、缓激肽	+	+		+		
	补体系统	活化补体片断	+	+	+		+	
组织:	肥大细胞,血小板,嗜碱性粒细胞	组胺,5-羟色胺	+	+	+			
	各种组织的细胞	前列腺素(PG)	+	+	+	+		+
	白细胞	氧自由基,溶酶体酶		+	+		+	
	淋巴细胞单核细胞	细胞因子(IL—1,TNF 等)	+	+				+
	嗜碱性粒细胞等	血小板激活因子(PAF)	+	+				

(5) 急性炎症的类型及其病理变化

① 浆液性炎(serous inflammation):以浆液渗出为主,含有蛋白质及少量中性粒细胞和纤维素。主要发生于疏松结缔组织、皮肤、黏膜和浆膜。

举例:皮肤——水疱(烧伤、烫伤);浆膜——胸腔积液(结核性胸膜炎);软组织——炎性

水肿(毒蛇咬伤;急性喉炎);黏膜——浆液性卡他(感冒早期)。

② 纤维素炎(fibrinous inflammation):以渗出物中含有大量纤维蛋白原为特征,纤维蛋白原在凝血酶的作用下,转化为纤维素,交织成网状,间隙中有中性粒细胞、坏死组织碎屑。主要发生于黏膜、浆膜、肺组织。

举例:伪膜性炎(pseudomemberous inflammation)——黏膜的纤维素性炎如白喉(咽白喉:固膜性炎;气管白喉:浮膜性炎)和急性细菌性痢疾。伪膜:覆盖于黏膜表面由纤维素、白细胞、脱落的上皮细胞、坏死组织构成的灰白膜状物;浆膜——胸膜、腹膜、心包膜(绒毛心,trichocardia)、肺——大叶性肺炎。

③ 化脓性炎症(purulent inflammation)。

概念:以中性粒细胞大量渗出为主,常伴有不同程度组织坏死和脓液形成为特征,称为化脓性炎。

相关名词:脓液,脓细胞,表面化脓(脓性卡他),积脓(empyema),蜂窝织炎(cellulitis),脓肿(abscess),疖(furuncle),痈(carbuncle)等。

类型:表面化脓和积脓;蜂窝织炎;脓肿。

表面化脓:发生在浆膜或黏膜组织的化脓性炎,中性粒细胞主要向表面渗出,深部组织没有明显的炎细胞浸润,如化脓性支气管炎、尿道炎(脓性卡他性炎)。

积脓:脓液积聚在浆膜腔、心包腔、胆囊、输卵管等部位。

脓肿与蜂窝织炎的区别,如表 3-4 所示。

表 3-4 脓肿与蜂窝织炎的区别

	脓 肿	蜂窝织炎
好发组织	皮下(疖,痈)和内脏(肝,肺,脑,肾等)	皮肤、肌肉、阑尾
病变特点	局限性化脓性炎、形成脓腔、脓膜(炎性肉芽),边界较清	疏松结缔组织中发生的弥漫性化脓性炎
主要病菌	金黄色葡萄球菌	溶血性链球菌
机制	毒素作用 血浆凝固酶作用	透明质酶降解基质的透明质酸 链激酶溶解纤维素
结局	包裹机化,排出形成溃疡、窦道、瘘管,或经久不愈	可完全愈合,全身症状明显,易经组织间隙、淋巴管扩散

④ 出血性炎(hemorrhagic inflammation):不是独立的类型。任何炎症病灶内由于血管壁损伤较重,红细胞大量漏出,导致渗出物中含有大量红细胞时,称为出血性炎。常见于烈性传染病(流行性出血热、钩端螺旋体病、鼠疫),常与其他类型炎症混合出现。

(6)急性炎症的结局

① 痊愈:炎症消退→溶解吸收→完全痊愈;完全或不完全性再生修复。

② 迁延不愈,转为慢性炎症。

③ 蔓延播散:

Ⅰ.局部蔓延→沿组织间隙、自然管道播散(相关概念:糜烂、溃疡、瘘管、窦道、空洞)。

Ⅱ.淋巴道播散→淋巴管炎、淋巴结炎。

Ⅲ．血道播散→各种血症。

炎症血道播散形成的各种血症比较如表 3-5 所示。

表 3-5　炎症血道播散形成的各种血症比较

	菌血症 （bacteremia）	毒血症 （toxemia）	败血症 （septicemia）	脓毒败血症 （pyemia）
细菌培养	（＋）	（－）	（＋）	（＋）
中毒症状	（－）	（＋）	（＋）	（＋）
实质细胞损伤	（－）	（＋）	（＋）	（＋）
皮肤黏膜出血	（－）	（－）	（＋）	（＋）
多发性脓肿	（－）	（－）	（－）	（＋）

（7）小结：急性炎症的病理类型及举例，如表 3-6 所示。

表 3-6　急性炎症的病理类型

浆液性炎	纤维素性炎	化脓性炎	出血性炎	
疏松组织	炎性水肿	大叶性肺炎	蜂窝织炎	血肿
皮肤	水疱		疖、痈、脓肿	
体腔	炎性积液	绒毛心	积脓	积血
黏膜	浆液卡他	假膜性炎	表面化脓	

4. 慢性炎症（chronic inflammation）

（1）一般慢性炎的病理变化特点

① 炎症灶内炎细胞浸润主要为淋巴细胞、浆细胞和单核细胞。

② 主要由炎症细胞引起的组织破坏。

③ 常有明显的纤维结缔组织、血管以及上皮细胞、腺体和实质细胞的增生。

炎性息肉（inflammatory polyp）（黏膜）：由于致炎因子的长期刺激，局部黏膜上皮和腺体过度增生而形成的向表面突出、根部有蒂的肿物。

炎症假瘤（inflammatory pseudotumor）（肺及眼眶）：局部组织炎性增生所形成的境界清楚的肿瘤样肿块，需与肿瘤鉴别。常见于肺，成分复杂，肺泡上皮细胞、血管内皮细胞、巨噬细胞、淋巴细胞、浆细胞、纤维母细胞，含铁血黄素等；或眼眶，淋巴细胞、浆细胞、纤维母细胞等增生。

（2）慢性肉芽肿性炎

① 肉芽肿（granuloma）：炎症局部由渗出的单核细胞和局部增生的巨噬细胞形成境界明显的结节状病灶，具有病因学诊断意义。以肉芽肿形成为基本特征的炎症称肉芽肿性炎。

② 常见原因：细菌感染；螺旋体感染；真菌和寄生虫感染；异物；不明原因。

③ 类型及组成：

感染性肉芽肿：有独特的形态特征，例如结核结节；主要成分是上皮样细胞和多核巨细胞如结核性肉芽肿,典型者中心为干酪样坏死,周围上皮样细胞和朗格汉斯巨细胞,外围是淋巴细胞和纤维组织。

异物性肉芽肿:异物、巨噬细胞,多核巨细胞,纤维母细胞。

知识链接:

常见肉芽肿及其原因:

① 细菌感染:由结核杆菌和麻风杆菌分别引起结核病、麻风;一些革兰阴性杆菌可引起猫抓病。而伤寒是由伤寒杆菌引起的;② 螺旋体感染:梅毒螺旋体引起梅毒。③ 真菌感染:包括念珠菌病、毛霉菌病、隐球菌病、放线菌病、新型隐球。④ 寄生虫感染:包括血吸虫病、丝虫病和蛔虫病。⑤ 异物:包括内源性和外源性两大类。前者人体内生异物,如痛风结节中的尿酸盐;而后者包括从人体外部进入人体的各种金属或非金属性物质,如铍、锆、手术缝线、隆胸术的填充物、移植的人工血管、滑石粉、木屑、铁屑、粉尘、石棉、硅胶和矿物油等。⑥ 原因不明:如结节病。

【实验内容】

1. 标本观察

(1)输卵管积水(hydroscalpinx):如图 3-1 所示。

标本为囊性肿块,囊壁薄或菲薄,半透明,质软,表明内含液体,一侧可见输卵管伞端,已粘连,闭塞不通。

(2)纤维素性心包炎(fibrinous pericarditis):如图 3-2 所示。

心脏标本,心包已剪开,心包表面粗糙,为大量灰黄色纤维素所覆盖,部分区域心包膜增厚,粘连,部分区域表面呈絮状或粗绒毛状,故又称绒毛心(trichocardia)。

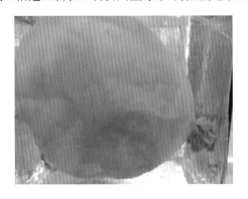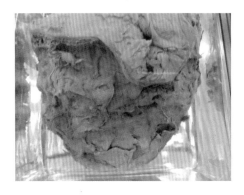

图 3-1　　　　　　　　　　图 3-2

(3)缩窄性心包炎(contrictive pericarditis):如图 3-3 所示。

标本显示心包脏层与壁层粘连,增厚,心包腔几乎完全闭塞,增厚的心包与肺、膈肌紧密粘连。

思考:这种疾病是如何形成的? 对临床有何影响?

(4)细菌性痢疾(bacillary dysentery):如图 3-4 所示。

标本为一段结肠,黏膜面见一层灰白或污灰色糠皮样膜状物覆盖,称为假膜,部分假膜已脱落,形成大小不一、形状不规则的小溃疡。

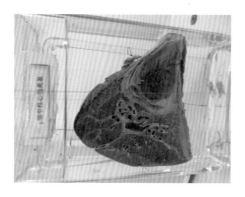
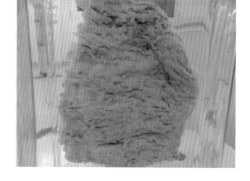

图 3-3　　　　　　　　　　　　　　　　　图 3-4

思考:假膜的成分有哪些? 哪几种疾病有假膜形成?

(5) 化脓性阑尾炎(suppurative appendicitis):如图 3-5 所示。

一组切除之阑尾,病变程度不等,注意比较其病变特点。

① 单纯性阑尾炎,阑尾肿胀不明显,表面血管轻度扩张充血,迂曲,少量炎性渗出物覆盖。

② 蜂窝织炎性阑尾炎,阑尾肿胀增粗,表面有灰黄色脓性渗出物覆盖。

③ 坏疽性阑尾炎,阑尾显著肿胀,表面有大量脓性渗出覆盖,部分呈暗黑色。

思考:急性阑尾炎的发展过程如何? 各阶段大体及镜下表现如何? 其临床表现如何?

(6) 脑脓肿(brain abscess):如图 3-6 所示。

标本为冠状切面之大脑,切面见一脓肿,边界清楚,脓液流失,形成空腔,腔内面可见少量脓液附着。周围脑组织及侧脑室可见不同程度的受压萎缩。

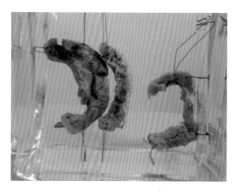
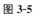
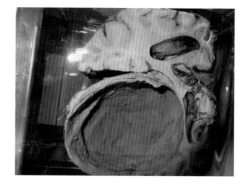

图 3-5　　　　　　　　　　　　　　　　　图 3-6

(7) 肝脓肿(liver abscess):如图 3-7 所示。

标本为肝脏组织,肝脏肿大,肝组织部分被破坏,代之以大小和多少不等的脓肿。脓液流失后,留下空腔呈蜂窝状。

(8) 肺脓肿(lung abscess):如图 3-8 所示。

标本为肺组织,部分肺叶组织质地变实,灰白色,边界不清,称为实变。伴脓肿形成,单灶或多灶性,部分脓肿中脓液流失,留下空腔,边缘不规则,有少量脓液附着。

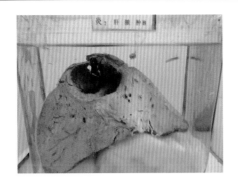

图 3-7

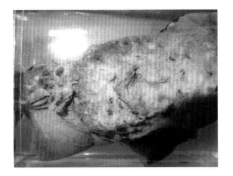

图 3-8

（9）肾脓肿（kidney abscess）：如图 3-9 所示。

标本为一侧肾脏，体积肿大，肾表面有散在多发性小脓肿，直径约0.5 cm。

思考：多发性脓肿是如何形成的？

（10）急性化脓性脑膜炎（acute suppurative meningitis）：如图 3-10 所示。

标本为大脑组织，脑膜血管扩张充血，脑膜表面有灰黄色脓性渗出物覆盖，渗出显著处脑表面结构（脑沟、脑回与血管）模糊不清。渗出物少的区域，软脑膜略呈混浊。

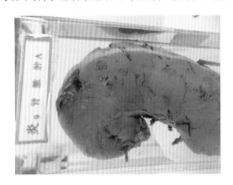

图 3-9

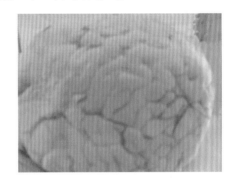

图 3-10

（11）急性重症肝炎（acute severe hepatitis）：如图 3-11 所示。

标本为肝脏组织，体积显著缩小，被膜皱缩，质软，切面呈黄色，故又称为急性黄色肝"萎缩"（acut yellow atrophy of liver），并有充血、出血小区，血管相对集中，管腔扩大。

注：如肝脏显著充血出血而呈紫红色，则称急性红色肝"萎缩"。

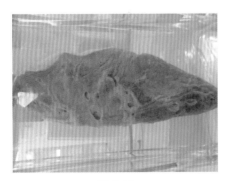

图 3-11

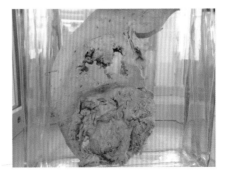

图 3-12

（12）阿米巴性肝"脓肿"（amebic abscess of liver）：如图 3-12 所示。

标本为心脏及肝脏之纵剖面，二者紧密相连，肝脏切面见一大空腔，边缘为黄白色破絮状坏死组织，与周围分界不清，无明显纤维包膜形成。空腔上侧壁菲薄，与膈肌、心包膜相连，该处即为肝"脓肿"穿入心包处。

思考：此两项描述中的"萎缩"与"脓肿"都加了引号，为什么？

（13）鼻息肉及子宫颈息肉（nasal polyp and cervical polyp）：如图 3-13 所示。

标本为椭圆形肿块，表面光滑，质地细软，灰白色，有蒂，长短不一。

（14）慢性胆囊炎（chronic cholecystitis）：如图 3-14 所示。

标本为剖开之胆囊，壁厚薄不一，黏膜皱襞粗糙。

注：慢性胆囊炎多与结石合并存在，互为因果。

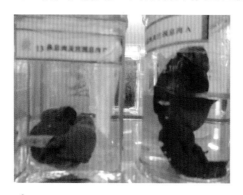
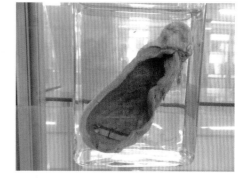

图 3-13　　　　　　　　　　　　　　　　　　图 3-14

（15）肺炎性假瘤（inflammatory pseudotumor of lung）：如图 3-15 所示。

标本为部分肺组织，切面见一灰白色类圆形结节，边界清楚。

注：在大体形态及 X 线表现上，本病应和肺癌、肺结核球相鉴别。

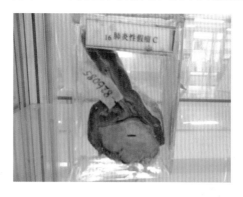

图 3-15

2. 切片观察

（1）炎性肉芽组织（inflammatory granulation tissue）：如图 3-16 所示。

试描述炎性肉芽组织的镜下表现，并注意其中的炎细胞成分。

（2）炎细胞（inflammatory cells）：如图 3-17（a）～（e）所示。

作业：通过对以上切片的观察，绘出各种炎细胞的形态，注意表现各种炎细胞的形态特征,注意各种炎细胞的大小比例。

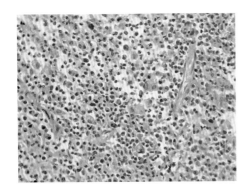

图 3-16　HE10×40 倍　肉芽组织

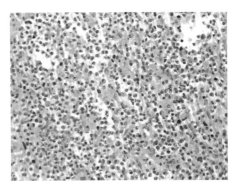

图 3-17(a)　HE10×40 倍　中性粒细胞

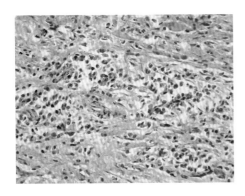

图 3-17(b)　HE10×40 倍　浆细胞

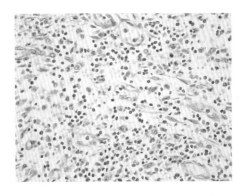

图 3-17(c)　HE10×40 倍　淋巴细胞

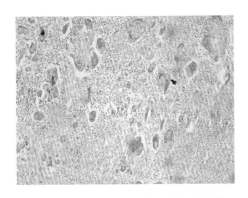

图 3-17(d)　HE10×10 倍　多核巨细胞

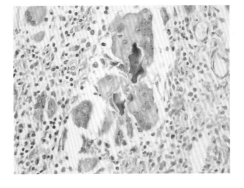

图 3-17(e)　HE10×40 倍　多核巨细胞

(3) 急性化脓性阑尾炎(acute purulent appendicitis):如图 3-18(a)、(b)所示。

低倍:阑尾横断面,自外向内依次可见浆膜层、肌层、黏膜下层、黏膜层,阑尾腔扩大,内含大量脓细胞,即变性坏死的中性粒细胞,部分黏膜上皮细胞坏死脱落。

高倍:阑尾各层显著充血水肿,伴大量中性粒细胞浸润,尤以肌层典型,浆膜层及系膜脂肪组织中也见有中性粒细胞浸润。

试绘出本病的镜下表现。

思考:按化脓性炎的分类,本例属何种类型?

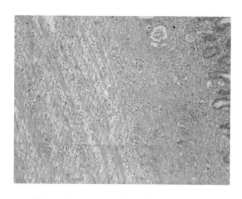

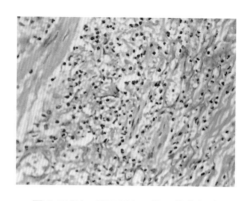

图 3-18(a)　HE10×10 倍　蜂窝织炎　　　　图 3-18(b)　HE10×40 倍　蜂窝织炎

（4）肉芽肿（granuloma）：结核（见图 3-19(a)、(b)）、异物性（见图 3-20(a)、(b)）。

低倍：结核-边界清楚的大小不一的结节，可见坏死和多核巨细胞；异物性-结节状病灶，边界尚清。结节内见大量巨噬细胞，并见多核巨细胞形成。

高倍：结核-上皮样细胞、郎汉斯巨细胞和干酪样坏死；异物性-巨噬细胞增生，体积增大，胞浆丰富，核圆、椭圆或肾形，有些细胞内有多个大小形状均较一致的细胞核，称为多核巨细胞，注意细胞内外有无异物及其形状。

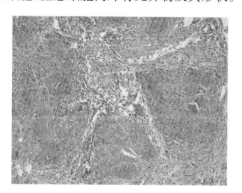

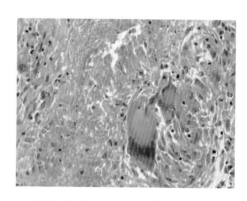

图 3-19(a)　HE10×10 倍　结核结节　　　　图 3-19(b)　HE10×40 倍　结核结节

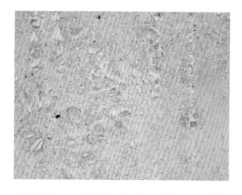

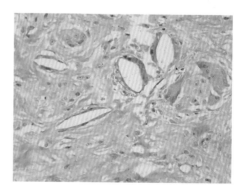

图 3-20(a)　HE10×10 倍　异物性肉芽肿　　　图 3-20(b)　HE10×40 倍　异物性肉芽肿

复习自测题

一、名词解释

1. 炎症(inflammation)
2. 变质(alteration)
3. 渗出(exudation)
4. 炎症介质(inflammatory mediator)
5. 趋化作用(chemotaxis)
6. 化脓性炎(purulent inflammation)
7. 脓肿(abscess)
8. 蜂窝织炎(cellulitis)
9. 肉芽肿(granuloma)
10. 炎性息肉(inflammatory polyp)
11. 炎性假瘤(inflammatory pseudotumor)
12. 败血症(septicemia)
13. 脓毒败血症(pyemia)
14. 毒血症(toxemia)
15. 菌血症(bacteremia)
16. 机化(organization)
17. 疖(furuncle)
18. 痈(carbuncle)
19. 绒毛心(trichocardia)
20. 伪膜性炎(pseudomemberous inflammation)
21. 感染(infection)
22. 积脓(empyema)

二、简答题

1. 简述炎症的基本病理变化。
2. 炎性渗出物包括哪些成分? 各有何作用和影响?
3. 发生于浆膜、黏膜的渗出性炎各有何特点? 试举例说明。
4. 单核巨噬细胞在炎症过程中有何作用?
5. 试比较下列病变的区别:
(1) 渗出液与漏出液。
(2) 炎性肉芽组织与炎性肉芽肿。
(3) 炎性息肉与炎性假瘤。
(4) 急性炎症与慢性炎症。
(5) 脓肿和蜂窝织炎。
6. 简述炎症的结局。
7. 简述化脓性炎的类型、病变特点和结局。
8. 举例说明肉芽肿性炎的类型和病变特点。
9. 简述渗出性炎的类型及其病变特点。
10. 简述炎症介质的概念、类型、主要作用。

吴礼高 秦燕子

第4章 肿 瘤

【学习要求】

（1）掌握肿瘤的概念，肿瘤的大体形态和组织结构，分化与异型性，生长与扩散，良、恶性肿瘤的区别；常见上皮性良、恶性肿瘤类型；常见间叶性良、恶性肿瘤的类型；癌与肉瘤的区别；肿瘤的分级与分期；非典型增生与原位癌。

（2）了解肿瘤对机体的影响，肿瘤的命名原则，癌前病变的概念与类型，肿瘤性增殖与非肿瘤性增殖的区别，瘤样病变、交界性肿瘤的概念，肿瘤的复发，肿瘤发生的分子基础，环境致瘤因素，肿瘤与遗传，肿瘤免疫。

【理论内容提要】

1. 肿瘤的基本概念（basic concept of tumors）

（1）肿瘤的定义（tumorous definition）：肿瘤是机体在各种致瘤因素的作用下，局部组织的细胞在基因水平上失去对其生长的正常调控、导致克隆性异常增生而形成的新生物。这种新生物常形成局部肿块。

（2）肿瘤性增殖与非肿瘤性增殖的区别，如表 4-1 所示。

表 4-1 肿瘤性增殖与非肿瘤性增殖

	肿瘤性增殖	非肿瘤性增殖
增殖性质	单克隆性：过度增生	多克隆性：炎症性，修复性，代偿性
分化程度	不同程度失去分化成熟能力	分化成熟，与正常组织相似
与机体协调	自主性，失去控制，不相协调	增殖受到控制，与机体协调
消除原因	消除原因仍继续生长	消除原因可停止增生

2. 肿瘤的形态（morphous of tumors）

（1）肿瘤的大体形态（on the whole morphous）：包括肿瘤的数目、大小、形状、颜色、质地，它们与发生部位、组织来源、生长方式、肿瘤的性质有关系。

（2）肿瘤的组织形态（architecture shape of tumors）：肿瘤的组织形态是肿瘤组织病理诊断的基础，肿瘤一般由实质和间质两部分组成。

① 实质（parenchyma）：即肿瘤细胞——肿瘤细胞决定了肿瘤的组织来源、分类、命名、

组织学诊断、分化程度、生物学行为及其良、恶性。

② 肿瘤的间质(stroma)：由结缔组织和血管组成，起支持和营养实质的作用。

3. 肿瘤的分化与异型性(differentiation and atypia of tumors)

(1) 肿瘤分化：指肿瘤组织在形态和功能上与某种正常组织的相似之处，这种相似性，称为肿瘤的分化，相似的程度称为肿瘤的分化程度。

(2) 异型性：肿瘤的细胞形态和组织结构与相应的正常组织有不同程度的差异，这种差异即为异型性。

分化与异型性的关系：

① 肿瘤的组织形态和功能与其来源的正常组织细胞非常相似——分化程度高——异型性小——良性肿瘤。

② 肿瘤的组织形态和功能与其来源的正常组织细胞很不相似——分化程度低——异型性大——恶性肿瘤。

异型性有两个方面：细胞的异型性和结构的异型性。

(3) 肿瘤细胞的异型性(atypia of tumor cell)

良性——异型性小；恶性——异型性大，表现为以下几个方面：

① 瘤细胞的多形性：大小和形态不一，可见瘤巨细胞。

② 细胞核的多形性。

(4) 肿瘤组织结构的异型性(structural atypia of tumors)

① 良性肿瘤——异型性不明显，与其来源组织很相似。

② 恶性肿瘤——异型性明显，肿瘤细胞排列紊乱，失去正常的排列结构、层次或极向。

(5) 肿瘤的分级与分化程度，异型性的关系。

4. 肿瘤的命名与分类(nomenclature and classification)

(1) 命名原则(nomenclature)

① 肿瘤命名的一般原则：

Ⅰ. 良性肿瘤命名：上皮组织和间叶组织来源的良性肿瘤统称为瘤。

Ⅱ. 恶性肿瘤命名：

A. 上皮组织的恶性肿瘤称为癌(carcinoma)。

B. 间叶组织的恶性肿瘤称为肉瘤(sarcoma)。

癌症(cancer)：所有恶性肿瘤的总称，包括癌和肉瘤。

癌肉瘤(carcinosarcoma)：同时具有癌和肉瘤两种成分的恶性肿瘤，称为癌肉瘤。

② 肿瘤命名的特殊情况。

5. 肿瘤的生长和扩散(tumorous growth and diffusion)

(1) 肿瘤生长方式和生长速度(tumorous growth pattern and rate of growth)

① 肿瘤的生长方式(tumorous growth pattern)：

A. 膨胀性生长(expansive growth)——大多数良性肿瘤。

B. 外生性生长(exophytic growth)——体表、体腔或管道器官的良、恶性肿瘤均可。

C. 浸润性生长(infiltrative growth)——大多数恶性肿瘤。

（2）肿瘤生长特点(feature of tumorous growth)

① 肿瘤的生长速度：良性——生长较慢，若短期内生长较快应考虑恶变可能，可伴有出血坏死囊性变；恶性——生长迅速。

② 影响肿瘤生长速度的因素：肿瘤细胞倍增时间、生长分数、肿瘤细胞的生成和死亡的比例等。

肿瘤细胞倍增时间：指从一个细胞分裂繁殖为两个子代细胞所需的时间。

生长分数：即肿瘤细胞群体中处于增殖状态的细胞的比例。

③ 肿瘤细胞生成与死亡：肿瘤的进行性生长和生长速度与肿瘤细胞生成与死亡比例有关。

（3）肿瘤血管生成(angiogenesis)

肿瘤细胞和炎细胞能产生血管生成因子，诱导新生血管生成。

（4）肿瘤的演进和异质性(progression and heterogeneity)

肿瘤的演进：是恶性肿瘤在生长过程中侵袭性增加的现象。

肿瘤的异质性：是指由一个克隆来源的肿瘤细胞在生长过程中形成在侵袭能力、生长速度、对激素的反应、对抗癌药物敏感性等方面有不同程度的亚克隆的过程。

知识链接：

肿瘤干细胞，在肿瘤细胞群体中，发现少量细胞具有分化产生肿瘤细胞的能力，即肿瘤干细胞(cancer stem cells, CSCs)。CSCs 是一种异常的干细胞，其也具有自我更新、不对称分裂、可塑性等特点，并能够诱导分化，与肿瘤的发生、治疗、预后、复发及转移等关系密切。白血病干细胞是最早被确认的一种 CSCs，其患者外周血肿 $CD34^+CD38^-$ 细胞能进行自我更新，并可以分化为各阶段的白血病子代细胞。Al-Hajj 成功确认 Lineage$^-$ ESA$^+$ CD44$^+$ CD24$^{-/low}$ 乳腺癌细胞为乳腺癌干细胞，后来在其他多种实体瘤中确认了 CSCs 的存在。由 CSCs 产生的细胞，均称为肿瘤子代细胞，均具有较强的分裂能力。肿瘤治疗的理论是彻底杀灭 CSCs，但现阶段的各种化疗药，均针对处于增殖活跃阶段的肿瘤子代细胞，只能使肿瘤暂时缩小，不能根除 CSCs；干细胞正常情况下处于 G_0 期，呈休眠状态，而 G_0 期细胞具有天然的放、化疗抵抗性，是肿瘤复发与转移的主要原因。CSCs 的异质性主要表现在肿瘤转移、药物敏感性、免疫原性以及患者的临床过程、预后与治疗转归不同，其异质性是由基因表达差异决定的。CSCs 需要适应一种特殊的微环境即小生境(niche)后，才能获得自我更新及增殖能力。微血管和淋巴管是 niche 的主要结构，微血管和淋巴管密度与肿瘤患者的预后有关，因此，抗血管生成已经应用于多种肿瘤的治疗，并也将是杀灭 CSCs 的重要策略。

（5）肿瘤的扩散(tumorous diffusion)

① 局部浸润和直接蔓延(direct spreading)：

Ⅰ. 直接蔓延的概念：随着恶性肿瘤不断长大，肿瘤细胞常常沿着组织间隙或神经束衣连续不断地浸润性生长，破坏邻近器官或组织，这种现象称为直接蔓延。

Ⅱ. 局部浸润和直接蔓延的机制大致分为四个步骤：

A. 癌细胞表面的黏附分子减少，使细胞彼此分离；

B. 癌细胞与基底膜黏着增加；

C. 细胞外基质降解；

D. 癌细胞迁移。

② 转移(metastasis)：

Ⅰ. 转移的概念：恶性肿瘤从原发部位侵入淋巴管、血管或体腔，迁移到其他部位，继续生长，形成同样类型的肿瘤。转移形成的肿瘤称为转移瘤。

Ⅱ. 转移的途径：有三条途径：

A. 淋巴道转移(lymphatic metastasis)——主要是癌的转移途径。

B. 血道转移(blood route metastasis)——主要是肉瘤，癌的晚期也可血道转移。

C. 种植性转移(implantation metastasis)——体腔内器官的恶性肿瘤。

6. 肿瘤的分级(grading)与分期(Staging)

(1) 分级(从病理角度)：分级是根据恶性肿瘤的分化程度、异型性及核分裂数来确定恶性程度的级别，一般采用Ⅲ级分法。

(2) 分期(从临床角度分)：根据原发灶的大小、浸润的深度、浸润范围、邻近器官受累情况、局部和远处淋巴结的转移情况及远处转移等来确定肿瘤发展的程期或早晚。国际上广泛采用 TNM 分期系统。

7. 肿瘤对机体的影响(the effect of tumor to human body)

(1) 良性肿瘤对机体的影响小，主要表现局部压迫和阻塞症状，与肿瘤发生部位有关。

(2) 恶性肿瘤对机体的影响大，除局部压迫和阻塞症状外，还可并发溃疡、出血、穿孔、侵及神经，产生顽固疼痛，合并感染引起发热，晚期出现恶病质。某些肿瘤还可分泌异位激素，出现异位内分泌综合征，副肿瘤综合征等。

了解：恶病质(cachexia)，异位内分泌综合征，副肿瘤综合征的概念。

8. 良、恶性肿瘤的区别(difference of benign tumor and malignant tumor)

如表 4-2 所示。

表 4-2　良性、恶性肿瘤的区别

	良性肿瘤	恶性肿瘤
分化程度	分化好，异型性小，与原有的形态相似	分化不好，异型性大，与原有组织形态差别大
核分裂象	无或稀少，不见病理核分裂象	多见，并可见病理核分裂象
生长速度	缓慢	较快
生长方式	膨胀性或外生性生长，前者常有包膜形成，与周围一般分界清楚，故通常可推动	浸润性或外生性生长，前者无包膜，一般与周围组织分界不清楚，通常不能推动；后者每伴有浸润性生长
继发改变	很少发生坏死、出血	常发生出血、坏死、溃疡形成等
转移	不转移	常有转移
复发	手术切除后很少复发	手术切除等治疗后较多复发
对机体影响	较小，主要为局部压迫或阻塞。如发生在重要器官也可引起严重后果	较大，除压迫、阻塞外，还可以破坏原发处和转移处的组织，引起坏死、出血、合并感染，甚至造成恶病质

9. 常见肿瘤举例（for example of common tumor）

（1）上皮组织肿瘤（tumor of epithelial tissue）

① 上皮组织良性肿瘤（benign tumor of epithelial tissue）：

A. 乳头状瘤（papilloma）：鳞状上皮乳头状瘤，柱状上皮乳头状瘤，尿路上皮乳头状瘤。

B. 腺瘤（adenoma）：常见类型有甲状腺腺瘤，乳腺——纤维腺瘤，涎腺——多形性腺瘤，卵巢——囊腺瘤（分为浆液性与黏液性囊腺瘤），结肠——息肉状腺瘤、绒毛状腺瘤。

② 上皮组织恶性肿瘤（malignant tumor of epithelial tissue）——癌（carcinoma）：

癌的类型（carcinomatous type）：

A. 鳞状细胞癌（squamous carcinoma）：好发部位、大体形态、镜下特征。

B. 基底细胞癌（basal cell carcinoma）：好发部位、大体形态、镜下特征、治疗与预后。

C. 尿路上皮癌（urothelial carcinoma）：好发部位、大体形态、镜下特征。

D. 腺癌（adeno carcinoma）：好发部位、组织学类型。

（2）间叶组织肿瘤（tumor of mesenchymal tissue ）

① 间叶组织良性肿瘤（benign tumor of mesenchymal tissue）：

常见类型：纤维瘤、脂肪瘤、平滑肌瘤、骨瘤、软骨瘤等，各自好发部位、大体形态，主要组成成分。

② 恶性间叶组织肿瘤（malignant tumor of mesenchymal tissue）——肉瘤（sarcoma）：

常见的肉瘤有纤维肉瘤、恶性纤维组织细胞瘤、脂肪肉瘤、横纹肌肉瘤、平滑肌肉瘤、血管肉瘤、骨肉瘤、软骨肉瘤等。各自好发部位、大体形态及组织学特点。

③ 骨肉瘤（osteosarcoma）的临床特点、X 线特征、好发部位及镜下诊断依据。

A. 常见于青少年，10～19 岁为发病高峰。

B. 好发部位：四肢长骨多见，依次为股骨下端→胫骨上端→肱骨上端。

C. 肉眼观察：长骨干骺端呈梭形膨大，切面灰白呈鱼肉状，见出血坏死和骨皮质破坏。

D. 组织学诊断依据：明显异型的梭形或多边形肉瘤细胞，肿瘤性骨样组织或骨组织形成。

E. X 线：日光放射阴影和 Codman 三角。

（3）癌与肉瘤的区别（difference between carcinoma and sarcoma）（见表 4-3）：

表 4-3　癌与肉瘤的区别

	癌	肉瘤
组织分化	上皮组织	间叶组织
发病率	较常见，约为肉瘤的 9 倍，多见于 40 岁以后成人	较少见，大多见于青年
大体特点	质较硬、灰白色、较干燥	质软、色灰红、湿润、鱼肉状
镜下特点	多形成癌巢，实质与间质分界清楚，纤维组织每有增生	肉瘤细胞多弥漫分布实质与间质分界不清，间质内血管丰富，纤维组织少
网状纤维	癌细胞间多无网状纤维	肉瘤细胞间多有网状纤维
转移	多经淋巴道转移	多经血道转移

（4）神经外胚叶肿瘤（tumor of nerve ectoblast）

神经外胚叶包括神经管和神经嵴。神经管发育成脑、脊髓、视网膜上皮等，由此演化的肿瘤有胶质瘤、视网膜母细胞瘤等；神经嵴产生神经节、黑色素细胞、肾上腺髓质嗜铬细胞等，由此演化的肿瘤有恶性黑色素瘤、嗜铬细胞瘤等。

10. 癌前疾病（promalignant disease）及癌前病变（precancerous lesion），非典型增生（atypical hyperplasia）及原位癌（carcinoma in site）

（1）癌前病变（precancerous lesion）

① 概念：指某些疾病（或病变）虽然本身不是恶性肿瘤，但具有发展为恶性肿瘤的潜能，这些疾病或病变称为癌前病变。

② 常见的癌前病变有：大肠腺瘤（家族性腺瘤性息肉病）、慢性子宫颈炎、乳腺纤维囊性病、慢性萎缩性胃炎伴肠上皮化生、慢性溃疡性结肠炎、皮肤慢性溃疡、黏膜白斑、肝硬化。

（2）非典型性增生（atypical hyperplasia）：指细胞增生并出现异型性，但还不足以诊断为恶性的状况。主要用于上皮，包括鳞状上皮、移形上皮和腺上皮。

根据异型性大小和累及范围分为轻、中、重度三级：

轻度——非典型增生上皮累及上皮层下 1/3，但可以逆转。

中度——非典型增生上皮累及上皮层下 2/3。

重度——非典型增生上皮累及上皮层下 2/3 以上，但未达到全层。中、重度非典型增生则较难逆转。

（3）原位癌（carcinoma in situ）

指异型增生的细胞在形态和生物学特性上与癌细胞相同，并累及上皮的全层，但没有突破基底膜向下浸润。

（4）上皮内瘤变（Intraepithelial neoplasia）

从非典型增生到原位癌这一连续的过程。将轻度和中度非典型增生分别称为上皮内瘤变Ⅰ级和Ⅱ级，重度非典型增生和原位癌称为上皮内瘤变Ⅲ级。

【实验内容】

1. 标本观察

（1）乳房纤维腺瘤（fibroadenoma of breast）：如图 4-1 所示。

标本为切除后的乳房，已对剖，切面见一椭圆形（圆形）肿块，淡红色，有裂隙，包膜完整。周围乳腺有增生。

（2）甲状腺腺瘤（adenoma of thyroid）：如图 4-2 所示。

标本为次全甲状腺腺叶组织，切面见一椭圆形结节，淡红色，均质，伴出血，包膜完整。

（3）脑瘤（brain tumor）：如图 4-3 所示。

标本见一片脑组织。脑回下见一圆形结节，淡红色，周围分界清楚，有包膜。

思考：良性肿瘤的包膜是如何形成的？有何临床意义？

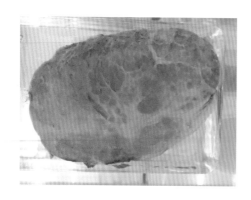

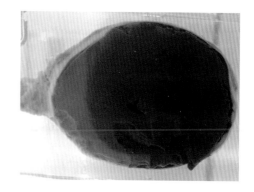

图 4-1

图 4-2

（4）子宫平滑肌瘤（uterine leiomyoma）：如图 4-4 所示。

标本为切除子宫（带有一侧附件），子宫增大变形，肌间和浆膜下见多个灰白色结节，编织状，边界清楚。

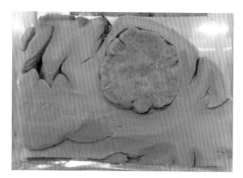

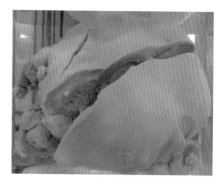

图 4-3

图 4-4

（5）皮肤鳞状细胞乳头状瘤（squamous cell papilloma of skin）：如图 4-5 所示。

标本为带蒂肿物，表面呈粗乳头状，似桑葚，有蒂。

（6）子宫平滑肌瘤，内膜下型（leiomyoma of uterus，subendometrial form）：如图 4-6 所示。

标本为全子宫及双附件，子宫已剖开，宫底见一结节突起，悬挂子宫腔内，呈息肉状，表面有出血，切面灰白色，编织状。

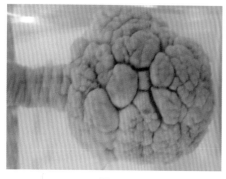

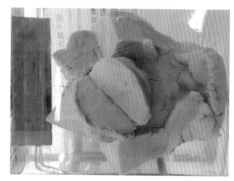

图 4-5

图 4-6

（7）结肠恶性淋巴瘤，多发性，息肉状（malignant lymphoma of colon，multipolypoid form）：如图 4-7 所示。

标本为一段结肠，结肠黏膜面见多发性息肉状肿物突起，直径 0.1～1 cm。

（8）阴茎癌，菜花型（carcinoma of penis，cauliflower-like form）：如图 4-8 所示。

阴茎切除标本：阴茎冠状沟为菜花状肿物所占。切面：瘤组织呈灰白色，已破坏龟头。

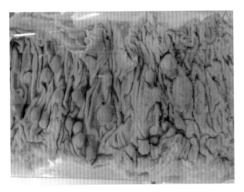

图 4-7

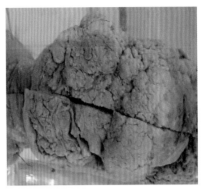

图 4-8

（9）脂肪瘤，分叶状（Lipoma，Lobulated from）：如图 4-9 所示。

标本为分叶状肿物，包膜完整。切面黄色，油腻感，似正常脂肪。

思考：人体脂肪瘤何以呈黄色？脂肪瘤能否随宿主消瘦而缩小？

标本圆形，黄色，包膜完整（肿瘤位于皮肤和小肠黏膜）

（10）卵巢浆液性囊腺瘤（serous cystadenoma of ovary）：如图 4-10 所示。

标本均为单房性囊性肿物，内含澄清液体，囊壁薄而光滑。

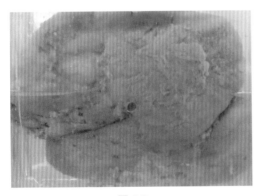

图 4-9

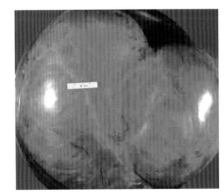

图 4-10

（11）卵巢黏液性囊腺瘤（Mucinous cystadenoma of ovary）：如图 4-11 所示。

标本为囊性肿物，单房性或多房性，内容物为胶胨状黏液（其中一个标本为甘油固定之干燥标本）。

（12）卵巢浆液性乳头状囊腺瘤（内生性，endophytic）：如图 4-12 所示。

标本为切除之囊状肿物。表面光滑。内容物已流失，内壁见大量乳头状突起，乳头较细，呈小堆状分布（部分癌变），囊壁菲薄。

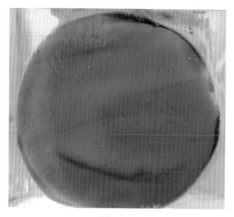

图 4-11

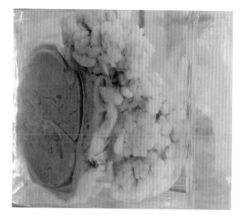

图 4-12

（13）卵巢浆液性乳头状囊腺癌（外生型，exophytic）：如图 4-13 所示。
标本为囊状肿瘤，其表面见无数乳头状突起，灰白色。

（14）乳房癌，蟹足状（carcinoma of breast，crab-like）：如图 4-14 所示。
标本为剖切之乳房组织，切面见灰白色癌组织，蟹足状。

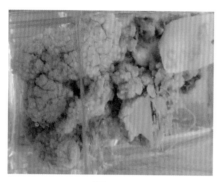

图 4-13

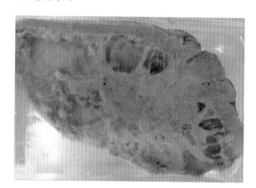

图 4-14

（15）软骨瘤，淡蓝色（chondromalight bluc color）：如图 4-15 所示。
标本见软骨瘤组织呈淡蓝色，有光泽，伴钙化。

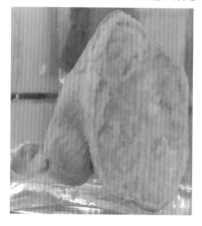

图 4-15

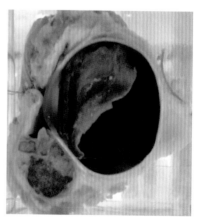

图 4-16

思考：人体有几种软骨组织？软骨瘤拟似哪种软骨组织？

（16）恶性黑色素瘤，黑色（malignant melanoma，black color）：如图 4-16 所示。

标本为一眼球，眼球内及周围一黑色肿物。

注：恶性黑色素瘤高度恶性，早期即可血道转移，一旦发现，应该广泛切除。

（17）血管瘤，暗红色（hemangioma，dark red color）：如图 4-17 所示。

标本为切除之肿块（表面可附有皮肤）。无包膜，切面呈淡红色，均质（毛细管型）或呈蜂窝状（海绵型）。

注：血液经福尔马林固定后，血红蛋白破坏，转化为酸性血红质，故变为褐色。

（18）乳房癌，腋淋巴结转移（mammary carcinoma with metastasis to axillary lymph nodes）：如图 4-18 所示。

标本为乳房癌根治标本，肿块大小不等，质软，边界尚清楚（髓样癌），亦可不清（单纯癌），注意肿瘤的部位、大小、边界和质地；同侧腋窝淋巴结均显著肿大，并融合成大块状，切面与乳房肿块相似。

思考：癌肿引流区淋巴结肿大是否一定为转移？有转移的淋巴结是否一定肿大？

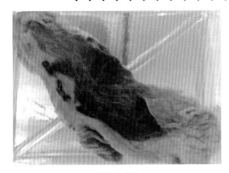

图 4-17

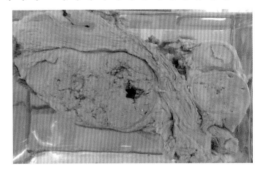

图 4-18

（19）肺转移性癌（metastatic carcinoma of lung）：如图 4-19 所示。

标本为一片肺组织，表面及切面见多个圆形结节，灰白色，直径 0.2～4 cm。

（20）肝转移性癌（metastatic carcinoma of liver）：如图 4-20 所示。

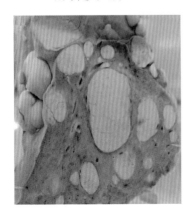

图 4-19

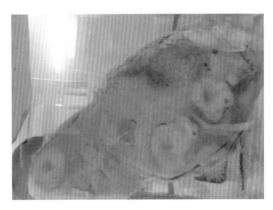

图 4-20

标本为一片肝脏,切面见多个圆形出血性结节,大小不等。

(本组标本中转移癌分别来自胃腺癌和子宫绒毛膜癌。)

(21) 腹膜种植性转移(implantation metastasis to peritonium):如图 4-21 所示。

标本为一片带腹膜的组织,表面有多个圆球形结节突起,直径 0.2～1.5 cm(来自右侧卵巢的恶性卵黄囊瘤)。

思考:腹膜种植性转移有何特点? 有何临床意义?

(22) 胃癌,溃疡型(gastric carcinoma, utcerative pattern):如图 4-22 所示。

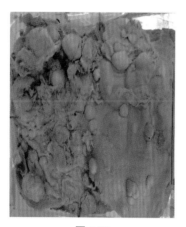
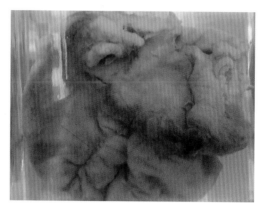

图 4-21　　　　　　　　　　　　　图 4-22

标本为次全胃切除标本。切开胃壁,见溃疡位于贲门部或幽门窦多见于小弯侧,溃疡直径均大于 2 cm,形状不规则,边缘隆起,底部粗糙,切面灰白色,胃壁各层均破坏。

注意:与胃慢性溃疡的区别。

(23) 黏液性癌(mucinous carcinoma):如图 4-23 所示。

标本为切除之乳房肿块,已对剖,切面灰白色,湿润,半透明,如胶胨样,边界不甚清楚。

(24) 淋巴管瘤(lymphangioma):如图 4-24 所示。

标本为带皮肿物,切面呈多囊状或呈海绵状。

思考:本瘤好发于什么年龄? 有无完整包膜? 与血管瘤如何鉴别?

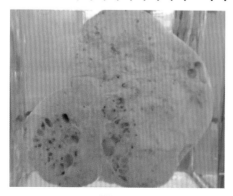
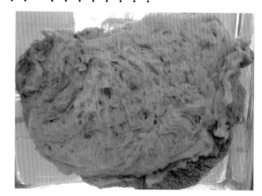

图 4-23　　　　　　　　　　　　　图 4-24

(25) 隆突性皮肤纤维肉瘤(dermatofibrosarcoma protuberans):如图 4-25 所示。

标本见紧贴表皮有圆形结节隆起,分界清楚,切面灰白色,有旋涡状纤维条索。

注:隆突性纤维肉瘤有一定特点,好发于真皮,常向外隆起。镜下,瘤细胞形态较一致,异型性不明显,呈特殊的旋涡状或车轮状排列。预后较良好。近来多数学者认为来源于组织细胞。

(26) 骨肉瘤(osteosarcoma):如图 4-26 所示。

标本为截肢后骨骼对剖标本,股骨下端骨皮质及髓腔均被瘤组织破坏,肿瘤组织呈淡红色或灰白色,质细腻,其表面的骨外膜常被肿瘤掀起,形成梭形肿块。

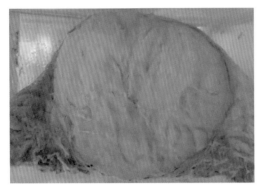

图 4-25

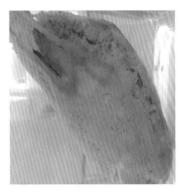

图 4-26

(27) 卵巢囊性成熟型畸胎瘤,皮样囊肿型(cystic mature teratoma of ovary, dermoid cyst variant):如图 4-27 所示。

标本均为切除之卵巢肿瘤,囊状,充满皮脂,毛发,有的含牙齿。有的含皮脂球(balls of sebum),乍看似黄豆,这呈畸胎瘤中一种罕见的奇特形态,推测系由皮脂相互搓磨而成。

(28) "腹膜后"囊性成熟型畸胎瘤(cystic mature teratoma in retroperitoneum):如图 4-28所示。

标本为切除的囊状肿物,切面见内含肠管,皮脂,黏液,脂肪等。

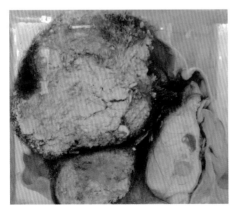

图 4-27

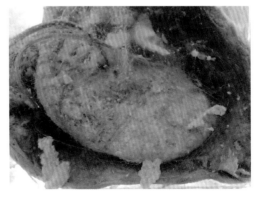

图 4-28

(29) 卵巢甲状腺肿(struma ovary):如图 4-29 所示。

标本见卵巢已由瘤组织所占据,表面呈结节状,切面枣红色,似甲状腺组织,滤泡大小不一。

（30）乳房纤维囊性病，伴大导管乳头状瘤（cystic hyperplasia of breast with ductal papilloma）：如图 4-30 所示。

标本为切除之乳房，切面于乳头下见多个扩大的囊腔，直径 0.1～0.7 cm，其一囊腔内见直径内 0.3 cm 的乳头状瘤。

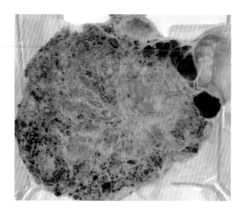
图 4-29

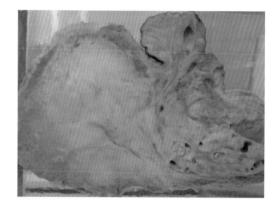
图 4-30

（31）结肠息肉病（familial multiple polyposes of colon）：如图 4-31 所示。

标本均为切除之结肠肠段。黏膜面均满布大小不等的息肉，直径 0.1～1.5 cm.

注：结肠息肉病常为先天性，家族性。此"息肉"非炎症性，本质上为息肉状腺瘤。

（32）外阴白斑病（leukeplakia on vulva）：如图 4-32 所示。

标本均为切除之女性外阴，小阴唇及大阴唇内侧，黏膜增厚，色素减退。

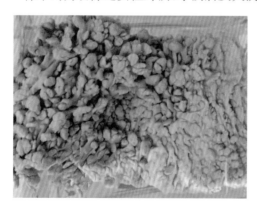
图 4-31

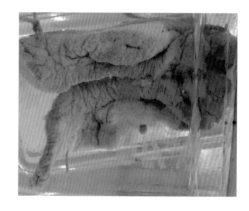
图 4-32

2. 切片观察

（1）鳞状细胞癌（squamous cell carcinoma）：如图 4-33 和图 4-34 所示。

低倍：癌细胞向下浸润性生长，形成大小、形状不一的癌巢，部分癌巢中心有坏死；实质与间质分界清楚。

高倍：癌细胞仍保留鳞状上皮的分化特征，癌巢外围的细胞相当于基底细胞，癌巢中央细胞胞质较丰富，红染，逐渐角化，形成角化珠。

思考：鳞癌的分级标准是什么？

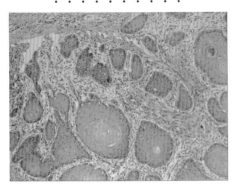
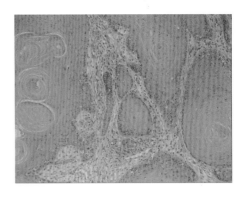

图 4-33　　　　　　　　　　　　　　　图 4-34

（2）肉瘤（fibrosarcoma）：如图 4-35 和图 4-36 所示。

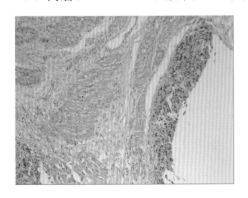
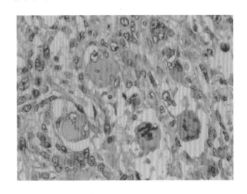

图 4-35　　　　　　　　　　　　　　　图 4-36

低倍：瘤细胞弥漫性排列，实质与间质无法分界。

高倍：瘤细胞较大，多呈椭圆形或梭形，胞浆边界不清，胞核深染，大小悬殊，染色颗粒粗，分布不均，可见较多特大、怪异的瘤巨细胞，有丝分裂象易查见，内有病理性核分裂象。

注意：观察肿瘤细胞的异型性。

（3）淋巴结转移性癌（metastasis carcinoma in a lymph node）：如图 4-37 所示。

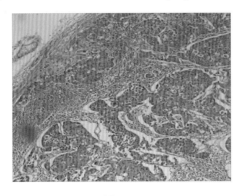

图 4-37

淋巴结结构部分破坏,淋巴窦内充满癌栓,尤以边缘窦为多,部分区域癌细胞已侵及淋巴组织,引起纤维组织反应。

思考:请根据癌细胞的形态结构判断其类型与来源。

(4) 畸胎瘤(teratoma):如图 4-38 和图 4-39 所示。

低倍:瘤组织内含鳞状上皮,皮脂腺,黏液腺,假复层柱状上皮,胰腺(包括胰岛),透明软骨等成分,均分化成熟。

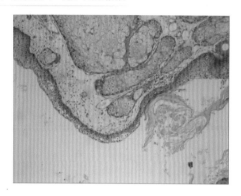

图 4-38

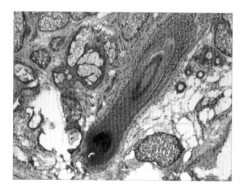

图 4-39

复习自测题

一、名词解释

1. 肿瘤(neoplasm)
2. 异型性(atypia)
3. 癌(carcinoma)
4. 肉瘤(sarcoma)
5. 癌症(cancer)
6. 瘤(krukenberg)
7. 癌前病变(precancerous lesion)
8. 上皮内瘤变(intraepithelial neoplasia)
9. 原位癌(carcinoma in situ)

二、简答题

1. 何谓异型性? 其形态学特点如何?
2. 简述鳞状细胞癌、腺癌、尿路上皮癌和基底细胞癌的好发部位,病理学形态特征。
3. 试比较良、恶性肿瘤的区别。
4. 试比较癌与肉瘤的区别。

武世伍　承泽农

第 5 章　心血管系统疾病

【学习要求】

（1）掌握动脉粥样硬化的基本病理变化及复合病变；冠状动脉硬化性心脏病的临床病理变化及后果；原发性高血压的概念、缓进型高血压的临床病理变化及后果；风湿病的基本病理变化及分期；熟悉主动脉、颈动脉、脑动脉、四肢动脉、肾动脉及肠系膜动脉粥样硬化的临床病理变化及后果，了解动脉粥样硬化的病因和发病机制。

（2）了解风湿病的病因及发病机理；心脏以外的风湿病变；心瓣膜病常见类型的临床病理变化；感染性心内膜炎的临床病理变化，结局和合并症；心肌炎的概念、分型及临床病理特征。

【理论内容提要】

1. 动脉粥样硬化（atherosclerosis，AS）

（1）动脉硬化与动脉粥样硬化的定义

动脉硬化是指以动脉管壁增厚变硬、失去弹性的一类疾病，包括：

① 细动脉硬化：发生于细小动脉，以血管壁玻璃样变性为特征，见于高血压病。

② 动脉中层钙化：发生于肌型动脉，以血管壁中层钙化为特征，见于老年人。

③ 动脉粥样硬化：发生于大中动脉，以脂质沉积和粥样斑块形成为特征，多见于中、老年人。

动脉粥样硬化是一种与血脂异常及血管壁成分改变有关的动脉疾病。基本病变是动脉内膜的脂质沉积、内膜灶性纤维化、粥样斑块形成，致管壁变硬、管腔狭窄，并引起一系列继发病变。

（2）动脉粥样硬化的危险因素与发病机制

① 危险因素：高脂血症，高血压，吸烟，致继发性高脂血症的疾病（如：糖尿病、高胰岛素血症、甲状腺功能减退症和肾病综合征），遗传因素，年龄、性别（雌激素）、肥胖等因素。

② 发病机制：损伤应答学说，脂质渗入学说，单核巨噬细胞作用学说等等，但其中任何一种学说均不能全面地解释 AS 的发病机制。简单地说，即血脂升高＋内皮损伤→内皮下脂质沉积→粥样硬化。

（3）动脉粥样硬化的基本病理变化

① 脂纹（fatty streak）

大体:动脉内膜面,见黄色帽头针头大小的斑点或长短不一的条纹,宽 1~2 mm、长达 1~5 cm,平坦或隆起。

镜下:病灶内有大量泡沫细胞聚集。泡沫细胞圆形,体积大,胞质内有大量脂滴小空泡。

② 纤维斑块 (fibrous plaque)

大体:内膜面散在不规则形隆起的斑块,初为淡黄或灰黄色,随着纤维不断增生及玻璃样变而呈瓷白色,如蜡烛油。

镜下:表层大量胶原纤维(可发生玻璃样变性)、平滑肌细胞(SMC)、细胞外基质(胶原纤维及蛋白聚糖)形成纤维帽,内膜深层泡沫细胞、SMC、脂质及炎细胞。

③ 粥样斑块 (atheromatous plaque or atheroma)

大体:纤维斑块深部营养不良,发生变性、坏死、崩解与脂质混合形成粥糜样物,内膜面见灰黄色斑块,既向表面隆起,又向深部压迫中膜。

镜下:表面厚薄不一的纤维帽,深部为大量红染的无定形物质及坏死物,底部及周边部为肉芽组织、少量泡沫细胞和淋巴细胞,中膜受压萎缩变薄。

④ 复合性病变:斑块内出血,斑块破裂,粥样溃疡,血栓形成,钙化,动脉瘤形成,血管腔狭窄。

(4) 主要动脉的病变

① 主动脉粥样硬化

部位:病变分布广泛,腹主动脉重于胸主动脉,分支开口处及后壁病变明显。可引起动脉瘤及夹层动脉瘤形成。

后果:动脉瘤、夹层动脉瘤——钙化或破裂,致命性大出血。

② 颈动脉及脑动脉粥样硬化

部位:颈内动脉起始部、基底动脉、大脑中动脉和 Willis 环。

后果:A. 长期供血不足脑萎缩,脑回变窄,脑沟变深,皮质变薄。

　　　　B. 脑出血,小动脉瘤破裂出血。

　　　　C. 脑梗死(脑软化)。

③ 肾动脉粥样硬化

部位:肾动脉开口及主干,叶间动脉及弓形动脉。

后果:动脉粥样硬化性固缩肾。肾体积缩小,表面可见凹陷性瘢痕,切面肾皮质萎缩。

镜下:肾小球纤维化,肾小管萎缩或消失,间质结缔组织增生。肾血管狭窄,可导致肾性高血压;血栓形成阻塞管腔可致肾梗死。

④ 四肢动脉粥样硬化

部位:下肢动脉为重,常发生在髂动脉、股动脉及前后胫动脉。

后果:由于下肢缺血,行走时出现间歇性跛行及肌肉萎缩,动脉阻塞,可引起足干性坏疽。

⑤ 肠系膜动脉粥样硬化

后果:剧烈腹痛、腹胀;肠梗死,便血、麻痹性肠梗阻及休克。

2. 冠状动脉粥样硬化及冠状动脉硬化性心脏病

(1) 冠状动脉粥样硬化症 (coronary atherosclerosis)

部位：依次为左冠状动脉前降支→右主干→左主干或左旋支→后降支。

病变：多发性、节段性，以大分支明显，常呈人字形。

横切面血管壁呈偏心性增厚，呈新月形，管腔偏于一侧。

按管腔狭窄的程度分 4 级：Ⅰ 级，≤25％；Ⅱ 级，26％～50％；Ⅲ 级，51％～75％；Ⅳ 级，>76％。

（2）冠状动脉粥样硬化性心脏病（coronary heart diease，CHD）

由于冠状动脉缺血所引起，也称缺血性心脏病，因冠状动脉粥样硬化症占冠状动脉病的绝大多数，因此，习惯上把冠心病视为冠状动脉粥样硬化性心脏病。

① 心绞痛（angina pectoris）

A. 心绞痛定义：冠状动脉供血不足和（或）心肌耗氧量骤增致使心肌急剧的、暂时性缺血、缺氧所引起的临床综合征。表现为阵发性心前区疼痛和压迫感，可放射至心前区或左上肢，持续数分钟。可因休息或用硝酸酯剂而缓解消失。

B. 心绞痛类型：稳定性心绞痛、不稳定性心绞痛、变异性心绞痛。

② 心肌梗死（myocardial infarction，MI）

A. 心肌梗死定义：由于冠状动脉供血中断，引起供血区持续性缺血而导致的较大范围的心肌坏死。

B. 心肌梗死原因：冠状动脉粥样硬化、斑块内出血、血栓形成、冠状动脉痉挛。

C. 心肌梗死类型：a. 心内膜下心肌梗死：仅累及心室壁内侧 1/3 的心肌，并波及肉柱及乳头肌。常多发性小灶状坏死，不规则地分布于左心室四周，严重时病灶扩大融合累及整个心内膜下心肌，呈环状坏死。b. 透壁性心肌梗死：也称区域性心肌梗死，病灶大，最大径2.5 cm 以上，并累及心室壁全层或已深达室壁 2/3。

D. 冠状动脉粥样硬化与心肌梗死好发部位：a. 左前降支——左心室前壁、心尖部、室间隔前 2/3；b. 右冠状动脉——右心室大部分，左心室后壁，室间隔后1/3；c. 左总干左旋支——左心室侧壁。

E. 心肌梗死的病理变化

大体：6 h 内，无明显变化；6 h 后，苍白色或灰黄，干燥、失去正常光泽，形成不规则的图形；第 4 天后，梗死灶外周出现充血带；第 7 天后，肉芽组织增生长入；3 周后梗死灶机化及瘢痕形成。

镜下：6 h 内，心肌纤维呈波浪状和肌浆不匀；6 h 后，凝固性坏死改变；4 天后，血管充血、出血，有较多中性粒细胞浸润。

F. 心肌梗死的合并症：心力衰竭，心脏破裂，心室壁瘤，附壁血栓形成，心源性休克，急性心包炎，心率失常。

③ 心肌纤维化（myocardial fibrosis）：由于中-重度的冠状动脉粥样硬化性狭窄引起心肌纤维持续性和（或）反复加重缺血缺氧所产生的结果。

④ 冠状动脉性猝死（sudden coronary death）

诊断条件：a. 法医学检查排除自杀和他杀；b. 病理检查未能发现其他致死性疾病，仅见冠状动脉粥样硬化和相应心肌病变。

3. 高血压（hypertension）

（1）原发性高血压的定义与标准

一种原因未明的、以体循环动脉血压升高 [收缩压≥140 mmHg(18.4 kPa)和(或)舒张压≥90 mmHg(12.0 kPa)]为主要表现的独立性全身性疾病,以全身细动脉硬化为基本病变,常引起心、脑、肾及眼底等器官病变。

（2）原发性高血压发病因素

① 遗传因素和家族聚集性:多基因缺陷,如血管紧张素编码蛋白变异等。

② 饮食因素:Na^+贮积。

③ 社会心理因素。

④ 神经内分泌因素。

⑤ 体力活动。

（3）原发性高血压发病机制

① 血管的神经调节。

② 血管的体液调节。

③ Na^+潴留。

④ 血管平滑肌收缩变化。

⑤ 血管的结构异常。

（4）原发性高血压的类型

缓进性高血压（benign hypertension, chronic hypertension）、急进性高血压（accelerated hypertension, malignant hypertension）。

（5）缓进性高血压(良性高血压)发展过程及病理变化

① 机能紊乱期:细小动脉间歇性痉挛,血压波动性升高,休息和治疗后恢复正常。

② 动脉病变期:细小动脉硬化,玻璃样变性,血压持续性升高。

良性高血压病→细动脉硬化→细动脉玻璃样变→肌型小动脉硬化→小动脉弹力纤维增生及纤维化,内弹力膜分裂。

③ 内脏病变期:心、肾、脑等器官形态改变,血压持续性升高。

（6）缓进型高血压的内脏病变

① 心脏:高血压心脏病（hypertensive heart disease）

大体:代偿性肥大,重量增加,可达 400 g 以上,左心室壁增厚,1.5～2 cm,乳头肌和肉柱增粗变圆,心腔部扩大,称向心性肥大。晚期失代偿,心腔扩张,称离心性肥大。

镜下:心肌细胞变粗,变长,细胞核大、深染。

后果:左心衰——肺淤血、水肿。

② 肾脏:原发性颗粒性固缩肾（primary granular atrophy of the kidney）。

大体:体积缩小,重量减轻(<100 g),质地变硬,表面呈均匀弥漫的细颗粒状。切面:肾皮质变薄,皮髓质分界不清。

镜下:入球动脉玻璃样变及肌型小动脉硬化,肾小球萎缩、纤维化、玻璃样变,所属肾小管萎缩、消失,间质纤维结缔组织增生及淋巴细胞浸润。部分肾小球代偿性肥大,相应的肾小管代偿性扩张。

　　临床：蛋白尿，水肿，尿毒症（晚期肾功能不全）。

　　③ 脑：脑出血、脑软化、高血压脑病。

　　④ 视网膜：小动脉硬化、视乳头水肿，血浆蛋白渗出及出血。

　　(7) 急进型高血压

　　注意其与缓进型高血压的区别，多见青少年，血压显著升高，病情重，进展快，1～2年，死于尿毒症、脑出血、心衰。

　　特征性病变为：

　　① 增生性小动脉炎：内膜显著增厚，内弹力膜分裂，平滑肌增生，胶原纤维增多，血管壁呈同心圆层状增厚，如洋葱皮状，血管腔狭窄。

　　② 坏死性细动脉炎：内膜、中膜发生纤维素样坏死。肾入球小动脉最常受累，亦可累及脑、视网膜的小动脉。

4. 风湿病（rheumatism）

　　(1) 风湿病概念

　　一种与 A 组乙型溶血性链球菌感染有关的变态反应性疾病。主要侵犯结缔组织（心脏、关节、皮肤、脑、血管），以形成风湿小体为病理特征，以心脏病变最严重。临床表现为发热、关节痛、皮疹、皮下小结、皮肤环形红斑、白细胞增多、血沉加快、抗"O"增高，急性期称风湿热，心电图示 P-R 间期延长。

　　(2) 风湿病的病因和发病机理

　　致病因素：与 A 组乙型溶血型链球菌感染有关。

　　发病机制：倾向于抗原抗体交叉反应。

　　(3) 风湿病的基本病理变化（分三期）

　　① 变质渗出期（alterative and exudative phase）

　　A. **部位**：浆膜、皮肤、脑、肺、心脏。

　　B. 缔组织基质黏液样变性和胶原纤维素样坏死，浆液、纤维素渗出过程中伴少量淋巴细胞、浆细胞、单核细胞浸润。

　　② 肉芽肿期或增生期（proliferative phase or granulomatous phase）

　　A. **部位**：心肌间质、心内膜下或皮下结缔组织。

　　B. **病变特征**：巨噬细胞增生、聚集，吞噬纤维素样坏死物，转变为风湿细胞（aschoff cell）。典型风湿性肉芽肿（风湿小体，aschoff body）：中央纤维素样坏死，周围风湿细胞、单核细胞、成纤维细胞、淋巴细胞、浆细胞。

　　风湿细胞特点：体积大，圆形、多边形，胞界不清，胞质丰富，嗜双色，核大，圆形或卵圆形，核膜清晰，染色质集中于中央，横切面呈枭眼状，纵切面呈毛虫状。

　　③ 瘢痕期（愈合期）（fibrous phase or healed phase）

　　纤维素样坏死溶解吸收，风湿细胞变为长梭形成纤维细胞，逐渐纤维化。

　　(4) 风湿性心脏病

　　① 风湿性心内膜炎，主要累及心瓣膜，最常累及二尖瓣，其次为二尖瓣和主动脉瓣同时

受累。在瓣膜闭锁缘上赘生物(白色血栓)形成,易机化,反复发作,最后形成慢性心瓣膜病。

② 风湿性心肌炎,心肌间质小血管旁风湿小体形成。

③ 风湿性心外膜炎,心外膜脏层纤维素或浆液渗出。以浆液渗出为主形成心包炎性积液(湿性心包炎),以纤维素渗出为主形成绒毛心(干性心包炎),机化、粘连形成缩窄性心包炎。

(5) 风湿性关节炎

部位:膝、肩、腕、肘、髋等大关节。

镜下:大量浆液渗出,少量纤维素及淋巴细胞。

临床:红、肿、热、痛、功能障碍,对称性,游走性疼痛,反复发作。

后果:易吸收,功能完全恢复,不留后遗症。

(6) 皮肤病变

① 环形红斑(erythema anulare):躯干、四肢内侧皮肤形成环形或半环形淡红色红晕,红晕微隆起,中央凹陷,皮肤色泽正常。1~2 天消退,具有诊断意义。

② 皮下结节(subcutaneous nodule):四肢大关节伸侧面皮下,直径 0.5~2 cm,圆形或椭圆形,活动,无痛。

镜下:中央大片纤维素样坏死,周围成纤维细胞和组织细胞呈栅栏状排列,伴淋巴细胞浸润。数周后纤维化。

(7) 风湿性动脉炎

急性期血管壁发生黏液样变性、纤维素样坏死和淋巴细胞、单核细胞浸润,可有风湿小体形成。后期血管壁可纤维化而增厚,管腔狭窄。

(8) 风湿性脑病

多见于 5~12 岁女童,主要病变为风湿性动脉炎和皮质下脑炎,神经细胞变性及胶质细胞增生,形成胶质结节。病变累及基底节黑质等部位时,患儿出现肢体不自主运动,称小舞蹈症(chorea minor)。

5. 感染性心内膜炎 (infective endocarditis)

定义:由病原微生物直接侵袭心内膜,特别是心瓣膜而引起的炎症性疾病,主要由细菌引起,又称细菌性心内膜炎。分为急性和亚急性两种。

(1) 急性感染性心内膜炎(acute infective endocarditis)

常由致病力强的化脓菌引起,起病急,病程短,后果严重。

(2) 亚急性感染性心内膜炎或亚急性细菌性心内膜炎(subacute infective endocarditis or subacute bacterial endocarditis,SBE)。

① 病因:主要由致病力弱的草绿色链球菌感染所致。常侵犯已有病变的瓣膜。

② 病理变化与临床联系。

A. 心脏:

大体:在瓣膜病基础上,发生溃疡,穿孔或腱索断裂,瓣膜面形成单个或多个较大,形态不规则菜花状或息肉状新生物。呈灰黄色,污秽,质松脆,易破碎、脱落-栓塞。

镜下:赘生物由纤维素、血小板、嗜中性粒细胞、坏死物组成,含有细菌团。临床:听诊杂音,随赘生物变化而改变。

  B. 血管:动脉栓塞和血管炎(多见脑、肾、脾和心脏)。

  C. 变态反应:因微栓塞的发生引起的局灶性或弥漫性肾小球肾炎。

  D. 败血症:发热、脾脏肿大、白细胞增多、贫血、红细胞沉降率加快及血培养阳性。

  (3) 比较急性和亚急性心内膜炎的不同,如表 5-1 所示。

表 5-1　急性和亚急性心内膜炎比较

	亚急性感染性心内膜炎	急性感染性心内膜炎
病因	草绿色链球菌	化脓菌
病变基础	有病变的瓣膜或先天性心脏病	原本正常的心内膜上
病变部位	二尖瓣和主动脉瓣	主动脉瓣或二尖瓣
病变特征	赘生物形成,栓塞,晚期导致心瓣膜病	赘生物,栓塞

6. 心瓣膜病 (valvular disease, VD)

  心瓣膜病是指因先天性发育异常或后天性疾病造成的器质性病变,表现瓣膜口狭窄和(或)关闭不全,是最常见的慢性心脏病之一。

  (1) 二尖瓣狭窄 (mitral stenosis)

  瓣膜口开放时不能充分张开,血流通过障碍,主要由于相邻瓣膜互相粘连、瓣膜增厚、变硬、卷曲、弹性减弱或丧失、瓣膜环硬化和缩窄等引起。

  ① 病变

  隔膜型:瓣叶间粘连,瓣膜轻-中度增厚,小瓣严重,主瓣仍可轻度活动。

  漏斗型:主瓣严重增厚,失去活动性,瓣叶间严重粘连,瓣膜口缩小呈鱼口状。腱索及乳头肌明显粘连短缩。

  ② 血液动力学和心脏变化:左心室舒张早期,左心房血液流入左心室受阻→左心房代偿性扩张肥大→左心房失代偿(肺淤血)→肺静脉压升高,反射性引起小动脉痉挛→肺动脉压升高→右心室代偿性肥大扩张→失代偿→右心室扩张→三尖瓣相对关闭不全→右心房淤血、体循环淤血。

  ③ 临床:听诊——心尖区舒张期隆隆样杂音。X 线——心脏呈倒梨形。

  (2) 二尖瓣关闭不全 (mitral insufficiency)

  ① 病变:二尖瓣增厚、变硬、卷曲、缩短、弹性减弱或消失、腱索融合、增粗缩短,致瓣膜关闭不全。

  ② 血液动力学改变:心室收缩期,左心室部分血液通过关闭不全的二尖瓣反流左心房,容量增大,压力增高→左心房代偿性肥大,心室舒张期,左房大量血液涌入左心室→左心室代偿肥大→左心失代偿(肺淤血)→肺动脉高压→右心室、房代偿肥大→右心失代偿→体循环淤血。

  ③ 临床:听诊——收缩期吹风样杂音。X 线——心脏呈球形。

7. 心肌炎 (myocarditis)

  各种原因引起的心肌局限性或弥漫性炎症。

（1）病毒性心肌炎（viral myocarditis）

大体：心脏轻度增大，质软，无光泽，切面灰红色，水肿。

镜下：心肌间质水肿，可见淋巴细胞、单核细胞浸润，晚期间质纤维化。

（2）孤立性心肌炎（isolated myocarditis）

病理学以组织学变化分为两型：

① 弥漫性间质性心肌炎：心肌间质较多淋巴细胞、单核细胞和巨噬细胞浸润。

② 特发性巨细胞性心肌炎：灶性心肌坏死和肉芽肿形成，伴有多核巨细胞浸润。

【实验内容】

1. 标本观察

（1）主动脉粥样硬化：如图 5-1 所示。

病变多发于主动脉后壁和其分支开口处，以腹主动脉病变最严重，其次为降主动脉、主动脉弓，再次是升主动脉，内膜面粗糙，见散在不规则灰黄或灰白斑块隆起，大小不一，尤以血管分叉处显著，有的斑块表面形成溃疡，部分伴钙化、骨化。

（2）心室壁瘤，伴血栓形成：如图 5-2 所示。

心脏标本，体积增大，重量增加，左室表面见两处半球形突起，切面见左心室扩大，心尖部分壁变薄，质硬区为陈旧性梗死灶，该处心内膜粗糙，有大块附壁血栓，色灰白与暗红相间。

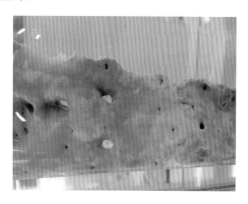

图 5-1

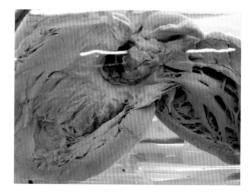

图 5-2

（3）原发性颗粒性固缩肾：如图 5-3 所示。

两侧肾体积缩小，表面呈细颗粒状，大小尚一致，分布均匀，切面见皮髓质均变薄，分界不清，肾盂周围的脂肪组织相对增多。

（4）动脉粥样硬化性肾硬化：如图 5-4 所示。

于肾脏表面见多个灰白色、不规则的凹陷瘢痕，使肾体积缩小，质硬，重量减轻。

（5）风湿性心内膜炎：如图 5-5 所示。

标本显露左心，二尖瓣闭锁缘上见一单行排列，灰白色，半透明，细颗粒状赘生物，直径约为 0.1 cm，瓣膜尚菲薄，心内膜光滑，腱索乳头肌均无特殊，心外膜粗糙，有絮状纤维素性渗出物覆盖。

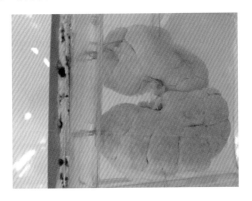

图 5-3

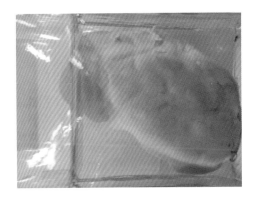

图 5-4

（6）风湿性纤维素性心外膜炎：如图 5-6 所示。

心脏重量增加，壁层心包已剪开，心脏表面有大量纤维素覆盖，呈粗绒毛状。

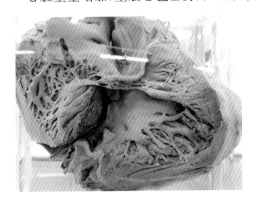

图 5-5

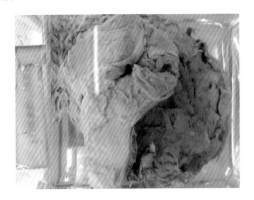

图 5-6

（7）风湿性心瓣膜病（二尖瓣狭窄及闭锁不全）：如图 5-7 所示。

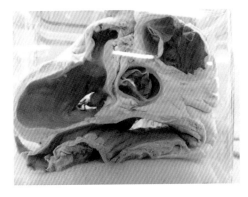

图 5-7

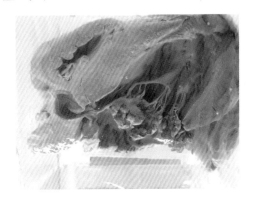

图 5-8

标本为心脏之水平剖面，从心房观察，二尖瓣呈鱼口状，瓣叶增厚，短缩，相互粘连，左心房明显肥大扩张；从心室面观察，左室肥厚 1.2～1.5 cm（正常 0.7～1.0 cm），腱索增粗，短缩，乳头肌肥大。

（8）急性细菌性心内膜炎（猪）：如图 5-8 所示。

标本暴露左心，心瓣膜见巨大赘生物附着，呈疣状，污灰色，已侵及腱索。

2. 切片观察

（1）主动脉粥样硬化

① **低倍**：主动脉内膜见一局限性隆起，该处主动脉内膜部分增厚，增厚内膜的表层纤维组织增生，并发生玻璃样变性（呈均质伊红色），内膜深层见一片淡伊红无结构的坏死物质，为粥样斑块，其中有许多菱形、针形的空隙，为胆固醇结晶（在制片时脂质被溶去后留下的空隙），尚可见少许钙盐沉着，如图 5-9 所示。

② **高倍**：病灶中可见许多胞浆内含空泡的泡沫细胞及胆固醇结晶，中膜肌层不同程度萎缩，粥样物边缘内膜与中膜交界处见慢性炎细胞浸润，如图 5-10 所示。

③ **诊断要点**：a. 内膜表面纤维组织增生，玻璃样变性；b. 内膜深层内为大量坏死物，并见胆固醇结晶；c. 内膜底部和边缘可有肉芽组织增生，外周可见少许泡沫细胞；d. 中膜不同程度萎缩。

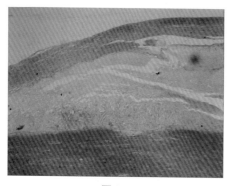
图 5-9

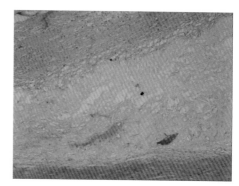
图 5-10

（2）风湿性心肌炎（rheumatic myocarditis）

① **低倍**：心肌间质充水血、水肿，心肌纤维排列疏松，在血管周围可见由成簇细胞构成的梭形或椭圆形病灶，即风湿小体，如图 5-11 所示。

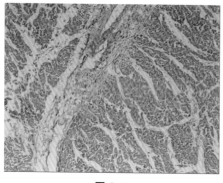
图 5-11

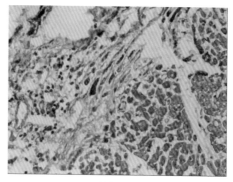
图 5-12

② **高倍**：风湿小体中央有少许伊红色絮状物质，为纤维素样坏死，其外见许多风湿细

胞,体积较大,呈梭形或多边形,胞浆丰富,嗜碱性,核大,呈卵圆形、空泡状,染色质集中于核的中央,并有细丝放射至核膜,似枭眼;纵切面,该细胞核染色质呈毛虫样,有的风湿细胞呈双核或多核(aschoff giant cell,阿少夫巨细胞),风湿小体最外层有少量淋巴细胞及浆细胞浸润,如图 5-12 所示。

③ **诊断要点**:心肌间质内形成具有特征性的阿少夫(aschoff)小体。

(3) 高血压病之肾脏(kidney of hypertension)

① **低倍**:肾小球小动脉与细动脉玻璃样变性,呈伊红色均质状,管壁增厚,管腔狭窄,其旁肾小球萎缩、纤维化、玻璃样变性,附近肾小管发生萎缩或消失,部分肾小球体积增大,肾小管扩张,如图 5-13 所示。

② **高倍**:间质纤维组织增生及淋巴细胞浸润。小动脉(弓形动脉及小叶间动脉)内膜纤维组织增生,呈洋葱皮样,管壁增厚,管腔狭窄,如图 5-14 所示。

③ **诊断要点**:a. 肾小动脉内膜增厚;b. 部分肾小球入球小动脉玻璃样变性,所属肾小球萎缩、纤维化或玻璃样变性;c. 部分肾小球代偿性肥大,所属肾小管扩张。

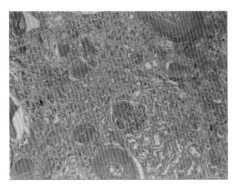

图 5-13

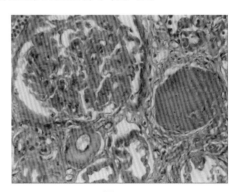

图 5-14

复习自测题

一、名词解释

1. 风湿小体　　　　　　　　2. 原发性颗粒性固缩肾

3. 绒毛心　　　　　　　　　4. 粥瘤

5. 心绞痛　　　　　　　　　6. 心肌梗死

7. 室壁瘤　　　　　　　　　8. 疣状赘生物

二、简答题

1. 动脉粥样硬化主要累及哪些动脉?基本病理变化和复合性病变有哪些?

2. 简述冠状动脉粥样硬化的病理变化和相应后果。

3. 缓进型高血压病主要累及哪些动脉?简述缓进型高血压的病变分期、各期病变特点。

三、临床病理讨论

[病史摘要]

男,68 岁(1911～1979 年)。1955 年起有高血压病,不予介意。血压 240～280 mmHg。近 20 年,仍坚持工作。思维敏捷,记忆力强。十年动乱期间带病参加体力劳动,时而下乡、巡回医疗、采中草药等。1970 年一次下矿井劳动后开始出现冠心病症状,常有心律失常。近年来常出现下肢水肿。曾有过一时性失语,发作性低血糖。1978 年秋开始住院治疗 4 个月余。ECG 表现为:左心室肥大伴劳损;冠状动脉供血不足;阵发性房性纤维颤动;短时阵发性房性心动过速;房性过早搏动;偶见室性过早搏动。血脂:总胆固醇 5.7～6.5(2.8～6.0) mmol/L,血清甘油三酯 1.6(正常 0.23～1.24) mmol/L。非蛋白氮 21.4～35.7(正常 14.3～25.0)mmol/L。尿常规:蛋白(＋＋)～(＋＋＋),RBC 0～2。透明管型 0～2。近数月心律失常发作频繁。左下肢轻度萎缩、乏力。1979 年 6 月 11 日 19 时 30 分,病情突变,ECG 出现窦性心动过缓(36～40 次/分),约 19 时 50 分出现室性心律;20 时 10 分心室纤颤;5 分钟后生物电消失。经体外按摩、除颤、起搏等抢救无效后死亡。

有高血压病家庭史。既往史无特殊。

[尸检主要发现]

全身动脉重度粥样硬化及小动脉硬化。脏器病变主要表现在心脏和肾脏。

心脏:显著肥大,15 cm×12 cm×9 cm,重 615 g(正常 270 g)。左室壁厚 1.8 cm(正常 0.8～1.0 cm)。右室壁厚 0.7 cm(正常 0.2～0.3 cm)。二尖瓣和三尖瓣周长分别为 9 cm 和 12 cm,心尖钝圆,室壁几层显著肥厚,尤以室间隔及左室壁为甚。室间隔厚 2.6 cm,乳头肌肥大,左室最大者直径为 1.2 cm。心肌剖面有许多散在分布的白色小瘢痕,以室间隔近心尖处较多,刀切时刃口稍有阻力感。心内膜、各瓣膜及腱索均无特殊。房、室壁几层未松弛,心腔无明显扩大。心房、心耳未见附壁血栓。镜下:左心肌间散在分布灶性纤维化及瘢痕,邻近心肌细胞萎缩及肥大同时存在。后者核大,深染。左心室内膜下结缔组织增生,二尖瓣也稍增厚。小动脉壁略增厚。右心内膜下少量淋巴细胞、巨噬细胞浸润。

冠状动脉及其分支节段性增厚、变硬,如绳索状,右冠状动脉后降支尤为显著。冠状动脉开口处未见粥样硬化斑块或狭窄。左旋支近端明显粥样硬化。切面管壁呈半月形增厚,管腔偏于一侧,腔内无血栓。镜下:冠状动脉各段均有中至重度粥样硬化,部分区域伴钙化。前降支的管腔已很狭小。

从主动脉弓直至髂总动脉分叉处,内膜面散布明显的粥样硬化斑。以腹主动脉、肾动脉开口附近和左髂总动脉等处密集,多处已有钙化乃至骨化。左髂动脉腔内有附壁血栓。探针插入左肾动脉有管腔狭窄感。

两肾体积显著缩小,质地坚实。包膜紧密粘连,不易剥离。皮质表面粗糙,细颗粒状。切面皮质变薄,与髓质分界不清。肾盂、肾盏无特殊。镜下为弥散性细动脉硬化性肾硬化。左侧尚伴肾动脉粥样硬化。髓质部间质水肿。部分集合管腔内有透明管型。

气管及支气管腔内见少量分泌物。除左上叶肺尖部胸膜显著增厚外,两肺各叶表面及切面质地、色泽均颇一致。中度碳末沉着。肺门淋巴结不肿大。镜下:各叶均有范围不一的轻度气肿及萎陷(不张)。细、小动脉大多管壁稍增厚。细支气管壁充血,伴少量淋巴细胞浸润。一处小支气管上皮黏液分泌亢进。

肝、胰、消化道、脾及肾上腺大体未见特殊。镜下:间质细、小动脉均有硬化。脾小体中央动脉数量增多,小梁动脉亦呈明显管壁增厚。胰间质部分已纤维化。胰岛也有萎缩及纤维化。肾上腺皮质球状带及束状带明显萎缩。

[讨论]

(1) 本例高血压病的基本临床病理表现有哪些?

(2) 本例动脉粥样硬化症引起哪些主要后果?

(3) 解释心脏的大体及镜下改变,联系其临床症候,推测导致其死亡的原因。

(4) 试分析本例临床病理之特殊性。

郭冰沁　甘怀勇

第 6 章　呼吸系统疾病

【学习要求】

(1) 掌握大叶性肺炎、小叶性肺炎的病变特点及临床病理联系;鼻咽癌与肺癌的大体与镜下类型和各型形态特征;肺硅沉着症(硅肺)的病变特点、分期与并发症;慢性支气管炎、肺气肿,支气管扩张症、慢性肺源性心脏病的病变特点及临床病理联系。

(2) 熟悉间质性肺炎的病变特点及临床病理联系;慢性阻塞性肺疾病(COPD)的概念及其与肺心病的联系。

【理论内容提要】

1. 肺炎(pneumonia)

(1) 肺炎的类型及相互关系

① 病因:细菌性;病毒性;支原体。

② 病变范围:大叶性;小叶性;间质性。

③ 病变性质:纤维素性;化脓性;渗出性。

(2) 大叶性肺炎各期病变的比较,如表 6-1 所示。

表 6-1　大叶性肺炎各期变化表现

	肺泡壁	肺泡腔
充血水肿期 (第 1～2 天)	肺泡壁毛细血管扩张、充血,肺泡间隔增宽	肺泡腔内可见浆液性渗出液,其中混有大量细菌及少数红细胞、中性粒细胞和巨噬细胞
红色肝样变期 (第 3～4 天)	肺泡壁毛细血管显著扩张充血,肺泡间隔进一步增宽	肺泡腔内渗出液中含有大量红细胞、纤维素和一定数量的中性粒细胞,肺泡间孔内可见纤维素穿过
灰色肝样变期 (第 5～6 天)	肺泡壁毛细血管受挤压变窄	肺泡腔充满大量中性粒细胞和致密的纤维素网,纤维素穿过肺泡孔现象更明显
溶解消散期 (第 7 天以后)	逐渐恢复正常	肺泡腔内渗出物逐渐减少,肺泡腔逐渐恢复通气

(3) 大叶性肺炎与小叶性肺炎、间质性肺炎的区别,如表 6-2 所示。

表 6-2　大叶性肺炎与小叶性肺炎、间质性肺炎的对照

	大叶性肺炎 （lobar pneumonia）	小叶性肺炎 （lobular pneumonia）	间质性肺炎 （interstitial pneumonia）
病因	主要由肺炎球菌引起	主要由化脓菌引起，如葡萄球菌、链球菌等	主要由病毒、肺炎支原体引起
病变范围	病变起始于肺泡，迅速扩展至整个或多个大叶（以大叶为单位）	病变起始于呼吸性细支气管，逐渐累及整个肺小叶（以小叶为单位）	间质
病变性质	纤维素性炎	化脓性炎	非化脓性渗出性炎，病毒感染时可见包涵体，肺透明膜形成等
临床特点	多见于青壮年，起病急，寒战、高热、胸痛、咳嗽、咳铁锈色样痰，呼吸困难，有肺实变体征，一般 5～10 天，体温下降、症状消退	多见于小儿和年老体弱者，咳嗽、咳痰，肺实变体征不明显。X-线上病灶散在分布	支原体引起者症状较轻，病毒引起者症状轻重不等，婴幼儿和老年患者病情较重
预后	一般较好，并发症少常为肺肉质变	并发症较多，幼儿、年老体弱者预后不良	支原体引起者预后良好。病毒引起者好坏不一

（4）病毒性肺炎（virtal pneumonia）

① 病因：流感病毒、腺病毒、呼吸道合胞病毒、麻疹病毒、巨细胞病毒等。

② 病变：主要表现为间质性肺炎，肺泡腔内一般无渗出物或仅有少量浆液，病变较重者肺泡腔内渗出物较多。有些病毒性肺炎，肺泡腔内有透明膜（渗出物浓缩形成的膜状物）形成。

（5）严重急性呼吸综合征（severe acute respirtory syndrome，SARS）

① 病因：由 SARS 冠状病毒引起，传染性极强，以近距离空气飞沫传播为主。医务人员是高发人群。

② 病变：以弥漫性肺泡损伤为主，肺组织重度充血、出血和水肿，肺泡腔内充满大量脱落和增生的肺泡上皮细胞及渗出的单核细胞、淋巴细胞和浆细胞。部分肺泡上皮内可见典型病毒包涵体。肺泡腔内可见透明膜形成，间质肺血管呈血管炎改变，部分管壁可见纤维素样坏死。

（6）支原体肺炎（mycoplasmal pneumonia）

① 病因：由肺炎支原体引起的一种间质性肺炎。

② 病变：肺泡间隔明显增宽、水肿血管扩张、充血，多量淋巴细胞、单核细胞浸润，少量浆细胞，肺泡腔内少量浆液渗出。临床发热、头痛、咽痛及顽固和剧烈干咳嗽、气促及胸痛。

2. 肺尘埃沉着症（pneumoconiosis）

（1）肺硅沉着症（silicosis），简称为硅肺。

① 概念：是因长期吸入大量含游离二氧化硅（SiO_2）粉尘颗粒并在肺内沉着的一种职业病。

② 病因和发病机制

A. 二氧化硅微粒(<5 μm)→肺→巨噬细胞吞噬→SiO_2 在与水聚合→硅酸→刺激溶酶体膜破裂→释放多种水解酶→巨噬细胞自溶→释出被吞噬的 SiO_2。

B. SiO_2→激活巨噬细胞→产生自由基→损伤细胞→释放细胞因子及介质(如白细胞介素、纤维增生细胞因子等)→肺组织炎症、纤维化。

③ 病理变化

A. 硅结节形成:细胞性硅结节→纤维性硅结节。

B. 肺弥漫性纤维化。

④ 硅肺的分期和病变特征,如表 6-3 所示。

表 6-3　硅肺的分期和病变特征

分期	病变特征	X 线表现
Ⅰ期	硅结节主要局限在淋巴系统,肺组织中硅结节少,体积小,主要分布于两肺下叶近肺门处	肺野内可见一定数量的类圆形或不规则形小阴影,其范围不少于两上肺区
Ⅱ期	硅结节散布于全肺,但仍以肺门周围中下肺叶较密集,总病变不超过全肺的 1/3	肺野内有较多直径不超过 1.0 cm 的小阴影,分布范围不少于四个肺区
Ⅲ期	硅结节密集融合成块	有大阴影出现,其长径不小于 2.0 cm,宽径不小于 1.0 cm

⑤ 并发症:肺结核病,肺感染,慢性肺源性心脏病,肺气肿和自发性气胸。

3. 慢性阻塞性肺疾病(chronic obstructive pulmonary disease,COPD)

COPD 是一组慢性气道阻塞性疾病的统称,其共同特点为肺实质与小气道受损,导致慢性气道阻塞、呼气阻力增加和肺功能不全,主要包括慢性支气管炎、肺气肿、支气管哮喘和支气管扩张症等疾病。

(1) 慢性支气管炎(chronic bronchitis)

① 概念:慢性支气管炎是指气管、支气管黏膜及其周围组织的非特异性炎症。临床上以反复发作性咳嗽、咳痰或伴有喘息症状为特征,且症状每年持续 3 个月,连续两年以上。

② 病因及发病机制:

A. 外部因素:物理和化学因素、感染、吸烟、过敏、空气污染等。

B. 内部因素:机体抵抗力降低,呼吸系统防御功能受损及神经内分泌功能失调。

③ 病理变化:

A. 黏膜上皮的损伤:纤毛粘连、倒伏、脱失,上皮细胞变性、坏死。再生修复时,杯状细胞增多,并可发生鳞状上皮化生。

B. 黏膜下层腺体增生肥大和浆液腺上皮发生黏液腺化生。

C. 支气管壁炎性病变:管壁内淋巴细胞、浆细胞等炎细胞浸润;管壁平滑肌束断裂、萎缩,喘息型患者,平滑肌束可增生、肥大,致管腔狭窄。

D. 软骨的病变:软骨变性、萎缩、钙化或骨化。

④ 临床病理联系：

A. 咳嗽、咳痰：为炎症刺激、呼吸道分泌物增多之故。痰为黏液白色泡沫状，急性发作期为脓性。

B. 喘息、哮鸣音、干湿啰音：为支气管痉挛或狭窄及黏液、渗出物阻塞之故。

C. 干咳：为黏膜及腺体萎缩之故，是较晚期临床表现。

D. 通气功能障碍：小气道狭窄或阻塞时，出现阻塞性通气功能障碍，呼气阻力大于吸气，久而久之，肺组织过度充气，最终并发肺气肿。

（2）肺气肿（pulmonary emphysema）

① 概念：肺气肿是指呼吸性细支气管、肺泡管、肺泡囊和肺泡因过度充气呈持久性扩张，并伴有肺泡间隔破坏，以致肺组织弹性减弱，容积增大的一种病理状态。

② 病因及发病机制：

A. 细支气管阻塞性通气性障碍。

B. α_1-抗胰蛋白酶缺乏。

C. 吸烟。

③ 类型及病理变化：

A. 肺泡性肺气肿（alveolar emphysema）：病变发生于肺腺泡。根据病变的部位和范围又分为：腺泡中央型肺气肿：呼吸性细支气管呈囊状扩张；腺泡周围型肺气肿：肺泡管和肺泡囊扩张；全腺泡型肺气肿：呼吸性细支气管、肺泡管、肺泡囊、肺泡均扩张。

B. 间质性肺气肿（interstitial emphysema）：空气进入肺间质。气体可沿支气管和血管周围间隙扩展至肺门、纵隔，甚至达胸部和颈部皮下，形成皮下气肿。

C. 其他类型肺气肿：包括疤痕旁肺气肿（paraciatrical emphysema）；代偿性肺气肿（compensatory emphysema）；老年性肺气肿（senile emphysema）

④ 病理变化：

大体：气肿肺显著膨大，边缘圆钝，弹性差。

光镜：肺泡扩张，肺泡间隔变窄、断裂，扩张的肺泡融合成较大的囊腔。肺毛细血管床明显减少，肺小动脉内膜增厚。

⑤ 临床病理联系

A. 肺功能降低：为肺活量减少，残气量增加之故。

B. 桶状胸：肺过度充气，肋骨上抬，肋间隙增宽，胸廓前后径加大。

C. 肺源性心脏病：肺毛细血管床减少→肺循环阻力增加→肺动脉高压→右心室肥大、扩张。

D. 自发性气胸：为肺边缘的肺大泡（局限性肺泡破坏，融合形成的大囊泡，直径往往超过 2.0 cm）破裂所致。

（3）支气管扩张症（bronchiectasis）

① 概念：支气管扩张症是指肺内支气管管腔持久性扩张伴管壁纤维性增厚的一种慢性化脓性疾病。临床上表现为慢性咳嗽、咳大量脓痰或反复咯血等症状。

② 病因及发病机制：

A. 支气管壁炎症性破坏。

B. 支气管先天性及遗传性发育不全。

③ 病理变化：

大体：肺切面可见支气管呈圆柱状或囊状扩张，扩张的支气管多者呈蜂窝状。腔内有脓性分泌物。

光镜：支气管壁呈慢性炎症改变并有不同程度的组织破坏。支气管周围肺组织常发生纤维化。

④ 临床病理联系：慢性炎症、化脓性感染，导致咳嗽和大量脓痰，支气管壁的血管遭炎症破坏时，引起咯血。晚期可因肺广泛纤维化而引起肺源性心脏病。

4. 慢性肺源性心脏病(chronic cor pulmonale)

(1) 概念：因慢性肺疾病、肺血管及胸廓的病变引起肺循环阻力增加、肺动脉压力增高而引起的以右心室肥厚、扩大甚至右心衰竭的心脏病。

(2) 病因和发病机制：肺疾病，肺血管疾病，胸廓运动障碍性疾病→肺动脉高压→右心室肥大、扩张。

(3) 主要病变

① 肺部病变：原有肺疾病（如慢支、尘肺等）的表现。肺小动脉中膜增生、肥厚，内膜下出现纵行平滑肌束；肺间隔毛细血管数量减少。

② 心脏病变：以右心室的病变为主，心室壁肥厚，心室腔扩张，心脏重量增加，可达850 g。通常以肺动脉瓣下 2 cm 处右心室前壁肌层厚度超过 5 mm。

形态学诊断标准：肺动脉瓣下 2 cm 处右心室肌壁厚度＞5 mm（正常一般为 3～4 mm）作为诊断肺心病的病理形态学标准。镜下可见右心室壁心肌细胞肥大，核增大、深染。缺氧时心肌纤维萎缩、肌浆溶解、横纹消失。

5. 鼻咽癌(nasopharyngeal carcinoma)

(1) 好发部位：依次为鼻咽顶部、外侧壁及咽隐窝、鼻咽前壁。

(2) 大体：早期黏膜粗糙或稍隆起，以后逐渐表现为结节型、菜花型、黏膜下浸润型、溃疡型。

(3) 组织学类型：鳞状细胞癌（最常见）（squamous cell carcinoma）、腺癌（adenocarcinoma）。

(4) 扩散途径

① 直接蔓延：向上至颅底、颅内，向下至口咽，向下后至梨状隐窝、会厌及喉咽上部，向外至耳咽管、中耳，向后至上段颈椎，向前至鼻腔甚至眼眶。

② 淋巴道转移：早期即能经淋巴道转移。咽后淋巴结→颈上深淋巴结。偶有对侧颈淋巴结转移。

③ 血道转移：常转移至肺、肝、骨，其次为肾、肾上腺及胰腺等处。

(5) 临床病理联系：肿瘤向四周扩散，可引起相应症状或体征，如鼻涕带血、耳鸣、鼻塞、胸锁乳突肌上前缘肿块等。

6. 肺癌(carcinoma of the lung)

(1) 大体类型

① 中央型(central type):起源于主支气管或叶支气管,肿块位于肺门。此型最多见。

② 周围型(peripheral type):多起源于肺段以下的末梢支气管或肺泡,肿块位于肺周边部。

③ 弥漫型(diffuse type):弥漫侵犯部分肺大叶或全肺叶,似肺炎或播散性肺结核。

(2) 组织学类型:鳞状细胞癌(最常见),腺癌(肺泡细胞癌、瘢痕癌、黏液癌),腺鳞癌,小细胞癌(属神经内分泌癌),大细胞癌,肉瘤样癌。

(3) 早期肺癌(early carcinoma of lung):肿块直径<2 cm,并局限于支气管内或浸润管壁及其周围的肺癌,无淋巴结转移。

(4) 隐性肺癌(occulted carcinoma of lung):临床及 X 线检查阴性,但痰细胞学检查癌细胞阳性,手术切除标本经病理检查证实为原位癌或早期浸润癌而无淋巴结转移。

(5) 扩散

① 直接蔓延:中央型者常侵犯纵隔、心包及周围血管,或向周围肺组织蔓延。周围型者可侵犯胸膜。

② 转移:沿淋巴道至肺门、纵隔、锁骨上淋巴结、腋窝和颈部淋巴结。沿血道常转移至肝、脑、肾上腺、骨及肾等处。

(6) 临床病理联系:癌组织在原发部位的压迫和破坏及远处的转移,分别引起相应的症状和体征,如咳嗽、痰中带血、胸痛、阻塞性肺脓肿、胸水、上腔静脉综合征、交感神经麻痹综合征(Horner 综合征),类癌综合征,副肿瘤综合征。

【实验内容】

1. 标本观察

(1) 大叶性肺炎(lobar pneumonia)

肺叶肿大,质实如肝,呈灰色,表面可见少量纤维素性渗出物,切面可见肺叶内有大片实变区,粗糙,灰白色,如图 6-1 所示。

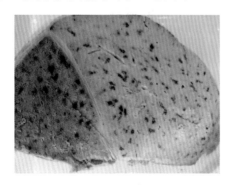

图 6-1 大叶性肺炎,灰色肝样变期

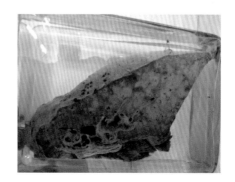

图 6-2 小叶性肺炎

（2）小叶性肺炎（lobular pneumonia）或支气管肺炎（bronchopneumonia）

肺组织切面满布散在的灰白色实变区，呈小灶性，部分融合成较大的实变灶。病灶中心可见扩张的细小支气管，如图 6-2 所示。

（3）支气管扩张症（bronchiectasis）

肺脏切面可见部分支气管管腔扩张，呈圆柱状或囊状，扩张的支气管黏膜显著增厚，呈灰白色。周围肺组织萎陷，伴纤维化，如图 6-3（a）和图 6-3（b）所示。

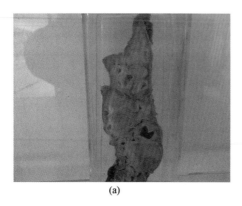 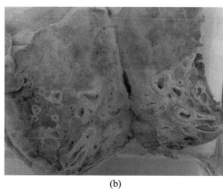

(a)   (b)

图 6-3　支气管扩张症

（4）肺气肿（pulmonary emphysema）

肺叶弥漫性膨大，边缘变钝、质地松软，切面呈蜂窝状，肺膜下可见大小不等的囊腔（肺大泡），如图 6-4 所示。

（5）肺硅沉着症（硅肺）（silicosis）

一侧肺组织，有大量炭末沉着。切面见硅结节针尖大，细砂粒状，色灰暗，弥漫，散在分布。胸膜增厚，如图 6-5 所示。

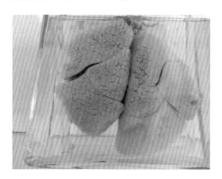 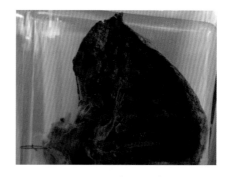

图 6-4　肺气肿　　　　　　　　　图 6-5　硅肺（硅结节）

（6）肺癌，中央型（carcinoma of lung，central type）

一侧肺组织，切面于近肺门处见一肿块，灰白色，与主支气管密切相关。肿块部分向主支气管腔内突起或挤压管腔，如图 6-6 所示。

（7）肺癌，周围型（carcinoma of lung，peripheral type）

一叶肺组织，肺叶周边部见一圆形肿块，灰白色，边界不清，中央可见坏死，如图 6-7 所示。

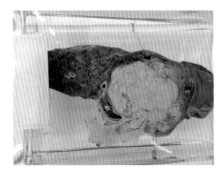

图 6-6　肺癌,中央型

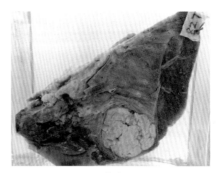

图 6-7　肺癌,周围型

（8）肺癌,弥漫型（carcinoma of lung, diffuse type）

一叶肺组织,肺叶内见多数粟粒大小结节布满一叶肺或形成多发性结节散布于肺叶内,易于肺转移癌混淆,如图 6-8(a)和图 6-8(b)所示。

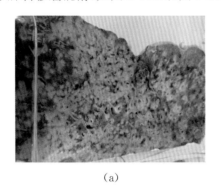

（a）

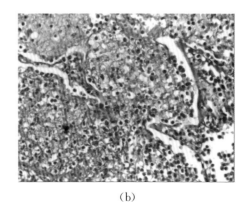

（b）

图 6-8　肺癌,弥漫型

2. 切片观察

（1）大叶性肺炎,灰色肝样变期（lobar pneumonia, gray hepatization stage）,如图6-9(a)和图 6-9(b)所示。

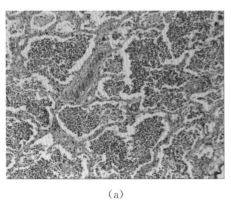

（a）

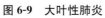

（b）

图 6-9　大叶性肺炎

低倍:肺泡腔充塞大量渗出物,肺泡隔毛细血管网受挤压,充血不明显。

高倍:肺泡腔内充填大量中性粒细胞及纤维素。部分肺泡腔渗出物减少,逐渐恢复含气状态,有少数巨噬细胞出现。肺泡隔毛细血管网又恢复充血,表明已趋于向溶解消散期(resolution stage)转化。

(2) 小叶性肺炎(lobular pneumonia),如图 6-10(a)和图 6-10(b)所示。

低倍:病变以细支气管为中心,累及所属肺泡(小叶),呈灶性分布。细支管炎,黏膜上皮部分坏死、脱落;管腔、管壁均有炎细胞渗出及浸润。

高倍:实变灶肺泡腔有多量炎细胞渗出。内有中性粒细胞、巨噬细胞等。

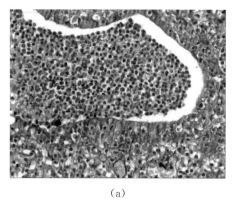
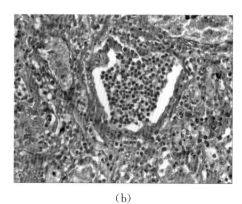

(a)　　　　　　　　　　　　　　　　　(b)

图 6-10　小叶性肺炎

(3) 硅肺(silicosis),如图 6-11(a)和图 6-11(b)所示。

低倍:肺组织中散布大小不等的硅结节。肺组织广泛破坏,纤维母细胞增生,大量炭末沉着。

高倍:硅结节由增生的胶原纤维组成,大致呈同心性层状排列,均玻璃样变。其中夹杂细小的硅末沉着。硅结节有的已相互融合。有少数细胞性硅结节。靠近小血管,体积较小。

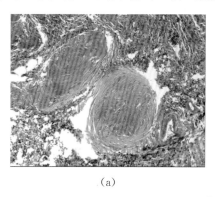
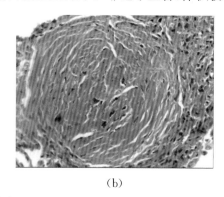

(a)　　　　　　　　　　　　　　　　　(b)

图 6-11　硅肺

注意:区别细胞性和纤维性硅结节。

(4) 肺癌(pulmonary squamous cell carcinoma or adenocarcinoma),如图 6-12(a)和图 6-12(b)所示。

低倍:癌细胞呈实性巢状排列。鳞癌癌巢外周一层细胞排列尚整齐,略呈低柱状,似正常鳞状上皮之基底层细胞。腺癌有腺管形成。

高倍:鳞癌癌巢内可查见少量角化物(角化珠)。部分癌细胞坏死。坏死区有炎细胞反应。腺癌癌细胞呈柱状。腺泡细胞癌,内腔呈锯齿状;腺管者,内腔整齐、圆整。

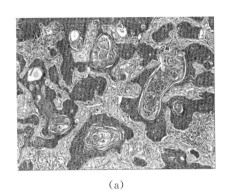
(a)

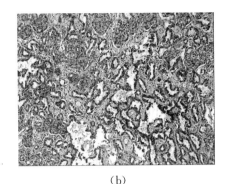
(b)

图 6-12　肺癌

复习自测题

一、名词解释

1. 大叶性肺炎(lobar pneumonia)　　2. 肺肉质变(pulmonary carnification)

3. 支气管肺炎(bronchopneumonia)　　4. 硅肺(silicosis)

5. 隐性肺癌(occulted carcinoma of lung)

6. 早期肺癌(early carcinoma of lung)

7. 慢性阻塞性肺病(chronic obstructive pulmonary disease)

8. 肺气肿(pulmonary emphysema)

9. 慢性肺源性心脏病(chronic cor pulmonale)

10. 慢性支气管炎(chronic bronchitis)　　11. 支气管扩张症(bronchiectasis)

二、简答题

1. 简述大叶性肺炎临床病理特点,及其与小叶性肺炎的区别。

2. 简述硅肺的分期及各期的病变特征。

3. 简述慢性肺源性心脏病的病理与临床表现(肺、心)。

4. 试述慢性支气管炎患者出现咳嗽、咳痰的病理学基础。

5. 试述慢性支气管炎、肺气肿、肺心病的病变特点以及三者之间的发生、发展关系。

6. 何谓肺肉质变,如何形成?

7. 你学过的疾病中哪些可以引起肺心病? 机理如何?

8. 晚期肺癌的大体类型以及最常见的组织学类型有哪些?

9. 硅肺的病变特点及常见的并发症是什么?

三、临床病例讨论

高热、咳嗽、铁锈色痰

[病史摘要]

男,45 岁,装卸工。某年 9 月 18 日入院,9 月 23 日死亡。寒战、高热、咳嗽、咳少量铁锈色痰三天。五天前开始畏寒、发热、流涕。三天前开始高热、咳嗽、咳铁锈色痰。有时伴右侧胸痛,咳时加重。

[体检]

休克状态。T：38.2℃、P：134 次/分、R：28 次/分。血压测不到，经抢救恢复到 16.0/10.7 kPa。右胸中部叩诊浊音，语颤增强。可闻及支气管呼吸音、湿性啰音及胸膜摩擦音。肝肋缘下 2.5 cm，剑突下 3 cm，质中等。X 线：右肺中叶及上叶致密阴影。化验：RBC 5.16×10^{12}/L。WBC 14.4×10^9/L，CO$_2$CP 18(23～31)mmol/L。Cr(肌酐)283(119～238)μmol/L。BUN(尿素氮)16.3(3.2～7.0)mmol/L。

入院后即给抗休克、抗感染及利尿等治疗，休克曾一度缓解。终因血压再度下降，呼吸心跳停止，抢救无效死亡。

[尸检主要发现]

右肺表面有大量纤维素、脓性渗出物覆盖。各叶间广泛粘连。上叶及中叶质实如肝，以中叶较典型。切面灰白色，干燥呈颗粒状。下叶质地较软，切面淡红色。右肺充血。

心肌间质充血、水肿，少量淋巴细胞及巨噬细胞浸润。毗邻右肺的心外膜有中性粒细胞浸润，表面粗糙，有少量纤维素渗出。主动脉第一、二肋间动脉开口外有淡黄色斑块，0.5 cm，略隆起。肝脏体积增大，被膜紧张。肾脏皮、髓质结构清晰。

[讨论题]

(1) 根据临床及尸检资料试做出诊断；并提出诊断依据。

(2) 分析疾病发生、发展过程，并用病理变化解释临床症状。

(3) 本例应与哪些疾病相鉴别？并提出鉴别要点。

欧玉荣　马　莉

第7章 消化系统疾病

【学习要求】

（1）掌握病毒性肝炎的基本病理变化、临床病理类型及各型病理变化；肝硬化的病理变化及临床病理联系；食管癌、胃癌、肝癌的病理变化（肉眼及组织学类型）及早期癌的概念。

（2）了解食管癌、胃癌、肝癌的扩散及转移途径。病毒性肝炎的病因及发病机理；门脉性、坏死后性和胆汁性肝硬化的病因、发病机理；食管癌、胃癌、肝癌的病因和发病机制。

【理论内容提要】

1. 病毒性肝炎

（1）各型肝炎病毒的特点及传染途径，如表 7-1 所示。

表 7-1 各型肝炎病毒的特点及传染途径

肝炎病毒类型	病毒大小、性质	传染途径
HAV	27 nm,单链 RNA	肠道（易暴发流行）
HBV	43 nm,DNA	密切接触、输血、注射
HCV	30～60 nm,单链 RNA	同上
HDV	缺陷性 RNA	同上
HEV	32～34 nm,单链 RNA	肠道（易暴发流行）
HGV	单链 RNA	输血、注射

（2）各型肝炎的基本病变

① 肝细胞变性、坏死。

A. 肝细胞变性：根据变性不同可分为：

Ⅰ. 细胞水肿：由肝细胞内水分增多造成,肝细胞肿大、胞浆疏松、半透明（胞质疏松化）、胞质几乎完全透明,称为气球样变。

Ⅱ. 嗜酸性变：肝细胞内水分脱失浓缩造成,肝细胞缩小,嗜酸性染色增强（红染）,胞核染色较深。

B. 肝细胞坏死：根据坏死的性质不同分为：

Ⅰ. 嗜酸性坏死（acidophilic necrosis）：由嗜酸性变发展而来,最终形成深红色浓染的圆形小体,形成嗜酸性小体(凋亡)。

Ⅱ.溶解性坏死(lytic necrosis):最多见,常由严重的细胞水肿发展而来。

此时胞核固缩、溶解、消失,最后细胞解体。

根据坏死的范围和分布不同又可分为:

① 点状坏死(spotty necrosis):单个或数个肝细胞坏死,同时在该处伴有炎细胞浸润。常见于急性普通型肝炎。

Ⅱ.碎片状坏死(piecemeal necrosis):指肝小叶周边部界板肝细胞的灶性坏死和崩解,伴有炎性细胞浸润,常见于慢性肝炎。

Ⅲ.桥接坏死(bridging necrosis):似搭桥,坏死可发生于中央静脉与汇管区之间,两个汇管区之间,或两个中央静脉之间出现的互相连接的坏死带,常见于中度与重度慢性肝炎。

Ⅳ.大片坏死(massive necrosis):几乎累及整个肝小叶的大范围肝细胞坏死,常见于重型肝炎。

② 炎细胞浸润:主要是淋巴细胞、单核细胞,也可见少数浆细胞及嗜中性粒细胞等,可呈散在性或灶性浸润于肝小叶内或汇管区。

③ 肝细胞再生:坏死的肝细胞由周围的肝细胞通过直接或间接分裂再生而修复。再生的肝细胞可沿网状支架排列,若坏死严重,原网状支架塌陷,再生的肝细胞则呈团块状排列,此时称为结节状再生。

注意:再生肝细胞的形态特点。

④ 间质反应性增生和小胆管增生:

Ⅰ.Kupffer 细胞增生,脱入窦腔内变为游走的吞噬细胞参与炎细胞浸润。

Ⅱ.间叶细胞及成纤维细胞增生,参与修复。

Ⅲ.小胆管的增生:见于慢性病例的汇管区或大片坏死灶内。

注意:毛玻璃样肝细胞的定义及意义。

(3)各型肝炎的临床特点,如表 7-2 所示。

表 7-2　各型肝炎的临床表现

肝炎分型	潜伏期(周)	转为慢性肝炎	暴发性肝炎	发生肝癌
甲型肝炎	2～6	无	0.1%～0.4%	无
乙型肝炎	4～26	5%～10%	<1%	有
丙型肝炎	2～26	>70%	极少	有
丁型肝炎	4～7	共同感染<5%,重叠感染80%	共同感染3%～4%,重叠感染7%～10%	有
戊型肝炎	2～8	无	合并妊娠20%	不详
庚型肝炎	不详	无	不详	不详

(4)各型肝炎病变特点,如表 7-3 所示。

表 7-3　各型肝炎的病变特点

	急性普通型肝炎	慢性普通型肝炎(轻度)	慢性普通型肝炎(中度)	慢性普通型肝炎(重度)	急性重型肝炎	亚急性重型肝炎
肝细胞	变性广泛（胞浆疏松化,气球样变）坏死轻微,点状坏死	点状坏死,偶见轻度碎片状坏死	坏死明显,点状坏死,中度碎片状坏死及桥接坏死	坏死重且广泛,有重度碎片状坏死及大范围桥接坏死	坏死严重广泛,弥漫性大片坏死,周边残留少数变性的肝细胞	坏死严重且广泛,大片坏死
网状支架	不塌陷	不塌陷	部分塌陷	部分塌陷	塌陷,肝索解离	塌陷
炎细胞浸润	轻度	明显	明显	明显	大量淋巴、巨噬细胞浸润	明显
纤维组织增生	无	少量(汇管区周围)	小叶内有纤维间隔	明显,向小叶内伸展,分割小叶结构,有纤维间隔形成	无	明显,并分割包绕再生肝细胞结节
肝细胞再生	少量	少量	明显	明显,出现肝细胞不规则再生	不明显,几乎无	明显不规则结节状再生
Kupffer细胞增生	少量	活跃	不明显	不明显	明显,胞质内吞噬细胞碎屑及色素	明显
小叶界板	无破坏	一般无破坏	破坏	破坏	明显破坏	明显破坏
小叶结构	清楚	清楚	大部分保存	不清楚,晚期转变为肝硬化	无	无
大体	体积肿大,质软	无明显变化或轻度肿大	略肿大,表面光滑,少数表面呈颗粒状或结节状,质较硬(早期肝硬化)	表面光滑,少数表面呈颗粒状或结节状,质稍硬(早期肝硬化)	体积明显缩小,重量减轻（600～800 g）,柔软、皱缩,形成急性黄色（或红色）肝萎缩	不同程度缩小,被膜皱缩,红褐色或土黄色,形成亚急性黄色肝萎缩

2. 肝硬化

（1）概念：

① 3 种原因：病毒性肝炎,慢性酒精中毒,化学物质。

② 3 种病变：a. 肝细胞弥漫性变性坏死；b. 纤维组织增生；c. 肝细胞结节性再生,3 种病变反复交错进行导致 2 个改建,最终形成肝硬化。

③ 2 个改建：a. 肝小叶结构；b. 血液循环途径。

④ 2 组症状：a. 门脉高压症；b. 肝功能不全。

（2）分类及其对应关系,如表 7-4 所示。

表 7-4　肝硬化的分类及其对应关系

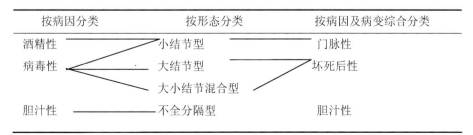

（3）门脉性肝硬化(portal cirrhosis)

① 病因及发病机制：病毒性肝炎,慢性酒精中毒,营养不良,有毒物质的损伤作用。

② 病理变化

肉眼观:早、中期,肝体积正常或稍增大,质地正常或稍硬。后期,肝体缩小,重量减轻,表面呈结节状,且结节大小相仿,直径多在 0.15~0.5 cm 之间,一般不超过 1.0 cm。表面及切面结节一致,周围有灰白色纤维组织条索或间隔包绕。

镜下:形成假小叶,假小叶形态特点:

Ⅰ. 假小叶内肝细胞排列紊乱,可有变性、坏死和再生的肝细胞。

Ⅱ. 再生肝细胞体积较大、核大、染色较深,常出现双核肝细胞。

Ⅲ. 小叶中央静脉缺如、偏位或两个以上,也可见再生的肝细胞结节。

Ⅳ. 可见新生的小胆管和无管腔的假胆管。

Ⅴ. 包绕假小叶的纤维间隔宽窄比较一致。

③ 临床病理联系

A. 门脉高压症

形成的原因:

Ⅰ. 肝内广泛的结缔组织增生、肝血窦闭塞或窦周纤维化,使门静脉受阻(窦前性阻塞)。

Ⅱ. 假小叶压迫小叶下静脉,使肝血窦内血液流出受阻,进而影响门静脉血流入肝血窦(窦后性阻塞)。

Ⅲ. 肝内肝动脉小分支与门静脉小分支在汇入肝窦前形成异常吻合,使高压力的动脉血流入门静脉内,使门静脉压力升高。

临床表现:

Ⅰ. 慢性淤血性脾肿大。

Ⅱ. 腹水。

Ⅲ. 侧支循环形成。

Ⅳ. 胃肠淤血、水肿。

注意:请分析这些临床表现出现的原因、机制。

B. 肝功能障碍:肝功能障碍的临床表现及其原因:

Ⅰ. 蛋白质合成障碍:白蛋白降低且白球蛋白比值下降或倒置现象。

Ⅱ. 出血倾向(肝脏合成凝血因子和纤维蛋白原减少及脾肿大、脾功能亢进,加强对血小板的破坏):患者皮肤、黏膜或皮下出血。

Ⅲ. 胆色素代谢障碍(肝内胆管的不同程度阻塞及肝细胞坏死):黄疸为肝细胞性黄疸。

Ⅳ. 对激素的灭活作用减弱(肝脏对雌激素的灭活作用减弱,导致雌激素增多)。患者出现:男性乳腺发育、睾丸萎缩、蜘蛛状血管痣、肝掌,女性月经紊乱。

Ⅴ. 肝性脑病(肝昏迷):肠内含氮物质不能在肝内解毒而引起的氨中毒,为最严重的后果。

(4) 门脉性肝硬化(portal cirrhosis)、坏死后性肝硬化(postnecrotic cirrhosis)和胆汁性肝硬化(biliary cirrhosis)的病理与临床比较。如表 7-5 所示。

表 7-5　门脉性、坏死后性和胆汁性肝硬化的病理与临床比较

区别	门脉性	坏死后性	胆汁性
结节大小	较小,且比较一致	较大,且大小不一	无明显结节
纤维间隔	较窄,且宽窄较一致	较宽,且宽窄不一	不明显,假小叶呈不完全分割型
肝体积、重量	缩小,减轻(后期)	缩小,减轻	常增大,增加
外观	弥漫分布的黄褐(或黄绿)色结节	肝变形明显	平滑或呈细颗粒状,深绿或绿褐色
病因	我国多来自病毒性肝炎(乙型、丙型),欧美多来自慢性酒精中毒	多由亚急性重型肝炎迁延而来	胆道阻塞,胆汁淤积所致
临床表现	以门脉高压为主要表现,而肝细胞坏死较轻,故肝功能障碍出现迟	肝细胞坏死较严重,肝功能障碍出现早且明显,而门脉高压较轻且出现晚	以淤胆为主要表现
癌变率	低	高	很少

3. 消化道常见肿瘤的比较

如表 7-6 所示。

表 7-6　消化道常见肿瘤的比较

	食管癌	胃癌	肝癌
早期癌概念	癌组织浸润限于黏膜层及黏膜下层,未侵犯肌层,无淋巴结转移	癌组织浸润限于黏膜层及黏膜下层,未侵及肌层	单个癌结节最大直径小于 3 cm 或两个癌结节合计直径小于 3 cm
好发部位	中段最多,下段次之,上段最少	胃窦部,小弯侧	肝右叶
中晚期癌大体类型	髓质型、蕈伞型,溃疡型、缩窄型	息肉型或蕈伞型,溃疡型,浸润型	巨块型,多结节型,弥漫型
组织类型	鳞癌 腺癌 小细胞癌 腺棘皮癌	管状腺癌,黏液腺癌,印戒细胞癌,腺棘皮癌,鳞状细胞癌	肝细胞癌,胆管细胞癌,混合细胞型肝癌
扩散	直接蔓延、淋巴道、血道转移	直接蔓延,淋巴道转移,血道转移,种植性转移(Krukenberg 瘤)	肝内直接蔓延和转移,肝外转移,淋巴道转移,血道转移,种植性转移
临床病理联系	进行性吞咽困难	食欲不振,胃酸缺乏,贫血,消瘦,上腹肿块,黑便,幽门梗阻等	多有肝硬化病史,进行性消瘦,肝区疼痛,肝大,黄疸,腹水等
组织发生	由食管黏膜上皮或腺体发生	胃腺颈部和胃小凹底部干细胞,或肠上皮化生,或非典型增生	肝细胞癌由肝细胞发生;胆管上皮癌由肝内胆管上皮发生

4. 良性溃疡与恶性溃疡的肉眼形态鉴别

如表 7-7 所示。

表 7-7　良性溃疡与恶性溃疡的肉眼形态观察与鉴别

	良性溃疡（胃溃疡）	恶性溃疡（溃疡型胃癌）
外形	圆形或椭圆形	不整形、皿状或火山口状
大小	溃疡直径一般＜2 cm*	溃疡直径常＞2 cm
深度	较深	较浅
边缘	整齐，不隆起	不整齐、隆起
底部	较平坦、洁净	凹凸不平、有坏死、出血
周围黏膜	皱襞向溃疡集中，呈放射状	皱襞中断，呈结节状肥厚**

＊十二指肠溃疡直径一般＜1 cm 且浅，易愈合。

＊＊因黏膜下层有癌组织生长。

【实验内容】

1. 标本观察

（1）急性重型肝炎（急性黄色肝"萎缩"（acute yellow atrophy of liver）），如图 7-1 所示。

标本为一片肝脏。体积显著缩小，边缘变锐，被膜皱缩，质软，失去肝脏正常张力。切面右叶呈土黄色，左叶呈黄绿色，并有充血、出血小区。血管相对集中，管腔扩大。

思考：急性黄色肝"萎缩"之本质是什么？

（2）亚急性重型肝炎（subacute severe hepatitis），如图 7-2 所示。

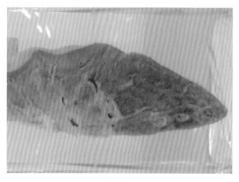
图 7-1

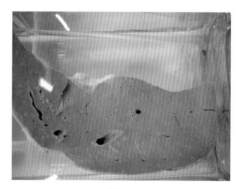
图 7-2

标本为一片肝脏，呈黄褐色。表面及切面均可见较小的黄褐色结节，散在分布。直径 0.1～0.5 cm（亚急性黄色肝"萎缩"）。结节周围可见纤维结缔组织增生，质略硬。

思考：亚急性与急性者的区别是什么？结节是如何形成的？

（3）门脉性肝硬化（portal cirrhosis），如图 7-3 所示。

标本均为一片肝脏。体积缩小，质硬，表面及切面均呈结节状。结节大小较一致，直径

0.1～0.7 cm,灰白或灰黄色,分布弥漫、均匀,周围由较细的纤维条索包绕。

　　思考:何谓硬化? 肝硬化发生在什么基础上? 如何从标本中体会肝硬化?

　　(4) 坏死后性肝硬化(postnecrotic cirrhosis),如图 7-4 所示。

　　标本均为一片肝脏。体积缩小,质硬。表面及切面均呈结节状。结节大小不一,直径 0.1～1.2 cm,纤维间隔显著增宽,且宽窄不一。

　　思考:门脉性与坏死后性肝硬化如何区别?

　　(5) 胆汁性肝硬化(biliary cirrhosis),如图 7-5 所示。

　　标本为肝脏之冠状切面。肝脏呈胆绿色,表面呈弥漫性细颗粒状,切面满布细小、均匀的结节,粟粒大小,形态较一致,由纤细的纤维组织间隔。肝内胆管显著扩张。肝门区见灰白色癌组织,并沿肝内胆管之分布方向伸展。

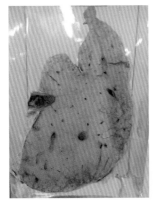
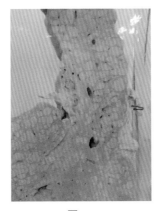
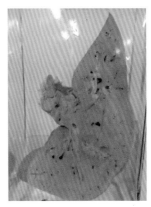

图 7-3　　　　　　　　　　　　图 7-4　　　　　　　　　　　　图 7-5

　　(6) 食管静脉曲张(esophageal variccs),如图 7-6(a)和图 7-6(b)所示。

　　标本为食管一段,已剪开,黏膜面见静脉怒张、充血,轻度迂曲。以下段较明显,伴轻度糜烂。

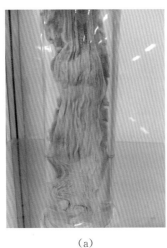
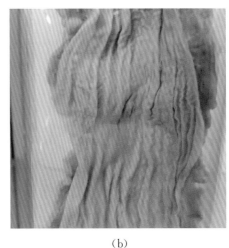

(a)　　　　　　　　　　　　　　　　　　(b)

图 7-6

　　(7) 食管癌,蕈伞型(esophageal carcinoma,fungating form),如图 7-7 所示。

　　患者为男性,临床以进行性吞咽困难为主诉,最近只能进半流质或流质。

标本均为切除的食管一段。黏膜面见扁圆形或结节形肿块向腔内突起,注意病灶大小。切面呈灰白色,已侵及肌层或外膜层。

(8) 食管癌,髓质型(esophageal carcinoma,encephaloid form),如图 7-8 所示。

食管一段,于管壁见一肿块,部分向腔内隆起,切面灰白,边界尚清楚。

(9) 食管癌,溃疡型(esophageal carcinoma,ulcerating form),如图 7-9 所示。

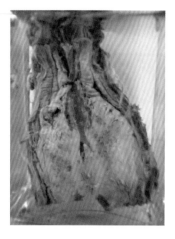 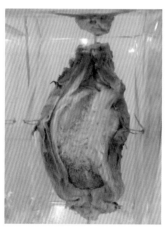 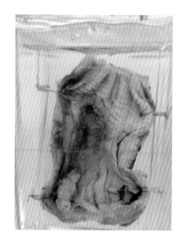

图 7-7 　　　　　　　　图 7-8 　　　　　　　　图 7-9

临床亦以进行性吞咽困难为主诉,时有胸骨后不适或疼痛。

标本均为切除的食管一段。黏膜局限性缺损,见一溃疡型肿物,形状不规则,边缘隆起,底部粗糙。

(10) 胃癌,溃疡型(carcinoma of stomach,ulcerationg form),如图 7-10 所示。

标本均于黏膜面见一溃疡型肿物,注意其发生部位,大小与形状,边缘不规则隆起,伴出血、坏死。切面见癌组织灰白色,已破坏肌层,胃壁局限性增厚,层次不清。

思考:胃恶性溃疡与良性溃疡如何区别?

(11) 胃癌,结节型(gastric carcinoma,nodular form),如图 7-11 所示。

手术切除之胃,已沿大弯剖开,黏膜面见结节状肿物向腔内突起,切面灰白,部分肌层已破坏。

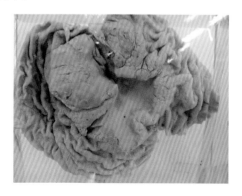 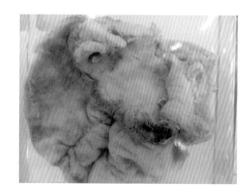

图 7-10 　　　　　　　　　　　图 7-11

（12）胃癌，弥漫浸润型（carcinoma of stomach，diffuse infiltrating type），如图 7-12
所示。

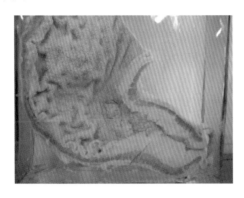

图 7-12

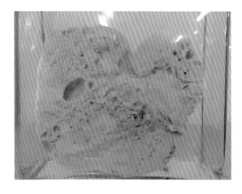

图 7-13

标本为部分胃组织。切面见胃壁弥漫增厚，1～1.5 cm，灰白色，肌层尚能辨认。癌组织
穿越肌层，已侵及浆膜，胃壁僵直，黏膜皱襞消失，形同皮革袋（"leather hottle"）。

思考：何谓"革囊胃"？是如何形成的？

（13）卵巢 Krukenberg 瘤，如图 7-13 所示。

卵巢肿瘤，已对剖，表面光滑，略呈结节状。切面灰白色，黏液样，伴灶性出血及多数小
囊腔形成。出血区呈灰红色。

（14）肝癌，巨块型，伴肝硬化（massive-type hepatocarcinoma with cirrhosis），如图 7-14
所示。

标本均为一片肝脏。有一巨大瘤块，几乎占右叶之绝大部分，切面呈灰白色或灰红色，
边缘分界尚清。部分区域有灶性坏死或黏液性变（间质）。周围见数个卫星状结节，大者直
径 2 cm，其他部分肝组织呈肝硬化表现。

（15）肝癌，结节型（hepatocarcinoma，nodular form），如图 7-15 所示。

标本为一片肝脏，切面散布着许多结节状肿物，大小不一，直径 0.3～4.0 cm，淡红色，伴
出血、坏死。

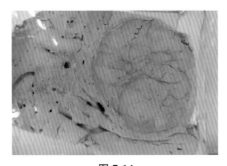

图 7-14

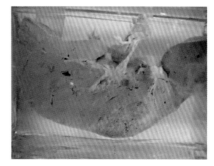

图 7-15

（16）肝癌，弥漫型（hepatocarcinoma，diffuse form），如图 7-16 所示。

标本为一片肝脏。外形不规则。表面及切面满布大小不等的结节，直径 0.1～0.7 cm，
灰黄色，部分伴坏死。

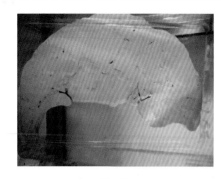

图 7-16

注：本例系在坏死后性肝硬化基础上发生癌变。大体上与肝硬化不易鉴别。本型少见。

2. 切片观察

（1）门脉性肝硬化（portal cirrhosis），如图 7-17 所示。

① 正常小叶结构消失，代之许多大小不等的肝细胞团，即假小叶。

② 假小叶的大小不一。中央静脉偏位，或有两个及两个以上，或缺如。也有的以小胆管为中心者。肝索排列紊乱。再生的肝细胞体积较大，胞浆较红。核大，或为双核，染色偏深。部分肝细胞萎缩、脂肪变或坏死。有的可见胆汁淤积或毛细胆管内有胆栓。

③ 纤维间隔较窄，分布均匀。其中见小胆管增生及少量慢性炎细胞浸润。

（2）坏死后性肝硬化（postnecrotic cirrhosis），如图 7-18 所示。

① 假小叶大小悬殊。

② 纤维间隔较宽，分布不均。其中尚见许多增生的肝细胞小岛。

③ 有大量炎细胞浸润。

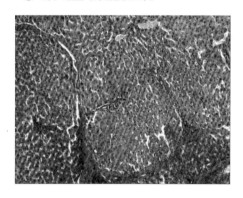

图 7-17

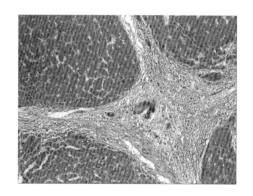

图 7-18

（3）肝癌，肝细胞型（hepatocellular carcinema），如图 7-19 所示。

① 癌细胞巢呈团块状，以血窦为间质。

② 癌细胞体积大，胞浆粉染，边界尚清楚。核大，圆形、椭圆形或不规则形。核膜清楚，核仁粗大，红染。有的细胞内见胆汁颗粒。

③ 可见特大的瘤巨细胞。

④ 血管内可见癌栓。

⑤ 部分区域癌细胞呈大片坏死。

⑥ 周围肝组织呈门脉性肝硬化表现。注意有无与癌的移行过程。

（4）肝癌，胆管型（cholangiocarcinoma），如图 7-20 所示。

① 肝组织内见多个大小不等的癌结节。

② 癌细胞呈立方状，排列成不规则腺管状结构，杂乱分布。

③ 癌巢间为纤维组织。

④ 部分肝细胞受挤压,有萎缩、变性、坏死等变化。

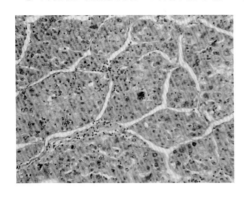

图 7-19

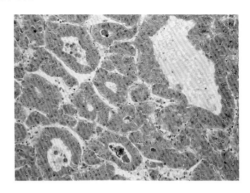

图 7-20

复习自测题

一、名词解释

1. 早期食管癌(early esophagus carcinoma)

2. 早期胃癌(early gastric carcinoma)

3. 早期肝癌(小肝癌)(early liver carcinoma)

4. 点状坏死(spotty necrosis)   5. 桥接坏死(bridging necrosis)

6. 碎片状坏死(piecemeal necrosis)   7. 大片坏死(massive necrosis)

8. 假小叶(pseudolobule)   9. 毛玻璃样肝细胞

10. 肝肾综合征(hepatorenal syndrome)

11. 克鲁根勃(Krukenberg)瘤   12. 肝硬化(liver cirrhosis)

13. 肝性脑病(hepatic encephalopathy)   14. 嗜酸性小体(eosinophilic body)

15. 病毒性肝炎(viral hepatitis)   16. 携带者状态(carrier state)

17. 无细胞硬化(acellular sclerosis)   18. 海蛇头(caput medusae)

19. Barrett 食管   20. 革囊胃(linitis plastica)

二、简答题

1. 叙述肝硬化时门脉高压症和肝功能不全的临床表现。

2. 试比较急性重型肝炎和亚急性重型肝炎的大体及镜下改变。

3. 在形态学上如何区分门脉性肝硬化与坏死性肝硬化?

4. 何谓"革囊胃"? 简述其形成机制。

5. 比较良性、恶性溃疡的大体形态特点。

6. 简述胃癌的组织发生及其与慢性胃炎的关系。

7. 简述肝硬化晚期腹水形成的机制。

8. 简述病毒性肝炎的基本病理变化。

9. 写出病毒性肝炎的临床病理类型及各自的镜下特点。

10. 简述胃癌的扩散途径及常见的组织学类型有哪些。

11. 试从门脉性肝硬化的病理变化来解释其主要症状及体征。

12. 食管癌的大体类型及其扩散途径。

三、临床病理讨论

乙型肝炎五年、血性腹水、肝缩小、下肢浮肿

［病史摘要］

男，35 岁。因急性黄疸型乙型肝炎，于 1979 年 6 月 15 日住院，达 4 个月。出院后血清谷丙转氨酶(SGPT)时高时低，HBsAg 持续阳性。次年 10 月出现白球比例(A/G)倒置，血小板减少和齿龈出血。1984 年入夏以来，经常腹泻，偶有低热。8 月 10 日起腹胀及下肢浮肿，尿量减少，纳差日甚，于 8 月 27 日入院。

［入院时体检］

T36.5 ℃，P 82 次/分，R 18 次/分，BP24.7/15.3 kPa。体重 66.5 kg，瘦弱，神萎，巩膜微黄，前胸查见蜘蛛痣，心肺听诊(—)。蛙腹，腹壁静脉显露，移动性浊音(＋)，肝上界第五肋间，下界未扪及。两腿膝以下凹陷性浮肿。化验检查，穿刺腹水为血性，Rivalta 试验(＋)，细胞数 180，N20%，L74%，间皮细胞 6%。涂片查癌细胞(—)。血 WBC 3.2×10⁹/L，RBC2.98×10¹²/L，Hb 80 g/L。肝功能：SGPT 正常，碱性磷酸酶(AKP)13.5 μ(金氏法)，麝香草酚浊度试验(TTT) 8 U(0～6 U)，硫酸锌浊度试验(ZnTT) 14 U(2～12 U)。A19(33 ～55) g/L，G 32(20～29) g/L。

食管吞钡检查见食管下段静脉曲张。入院后 10 天出现谵语，有肝臭味。BA(血氨)117(正常＜82)μmol/L，BUN(尿素氮)15.2(3.6～7.0)mmol/L，Cr(肌酐)265(正常＜177)μmol/L。经积极治疗保持清醒 12 天，但化验指标渐趋恶化。BA249 μmol/L。BUN22.8 mmol/L。尿中出现颗粒管型。AFP＞2000(正常＜30)μg/L。乙肝三抗呈"三阳型"。第 24 天又陷昏迷，尿量仅 40 ml。经抢救无效，于 9 月 25 日死亡。

［尸检主要发现］

恶病质。皮肤、巩膜黄染。阴囊显著水肿。睾丸不肿大。腹水 11000 ml。肉眼血性，色泽较深，无凝血块。

肝：体积缩小，15×9×6 cm，重 685 g(正常约 1300 g)。表面及切面均呈结节状，弥漫分布，长径 0.2～1.0 cm。左叶膈面另见一暗红色结节状隆起，2.5×2.0×1.5 cm，表面中央有一小破口，有血凝块附着。肝门未见肿大淋巴结。门、肝静脉主要分支内未见癌栓。

脾重 316 g(正常 150 g)。脾窦淤血。胃底及食管下段黏膜下层小血管扩张、充血。

［讨论］

(1) 肝脏有哪几种病变同时存在？试分别描述其镜下所见，推测其发生演变的过程。

(2) 请列出肝外的主要异常发现，试逐一解释其可能的机理。

(3) 做出本例病理诊断。

(4) 分析本例的死因及死亡机制。

(本例由葛霞摘编，原载于《临床与实验病理学杂志》。)

周 蕾 赵 艳

第8章　淋巴造血系统疾病

【学习要求】

(1) 掌握淋巴组织肿瘤的类型；霍奇金淋巴瘤的组织学类型、病变和免疫表型；非霍奇金淋巴瘤的分类及主要组织学类型、病变和免疫表型。

(2) 了解髓系肿瘤的主要分类和临床病理特征；了解类白血病反应的概念和鉴别诊断；Langerhans 细胞组织细胞增生症的病理变化、免疫表型及主要类型。

【理论内容提要】

1. 淋巴组织肿瘤

(1) 分类与比较(如表 8-1 所示)。

表 8-1　淋巴组织肿瘤的分类与对比

分类	霍奇金淋巴瘤	非霍奇金淋巴瘤
类型	结节型淋巴细胞为主型 经典型：分 4 个亚型： 结节硬化型 混合细胞型 淋巴细胞丰富型 淋巴细胞消减型	B 细胞肿瘤 T 和 NK 细胞肿瘤
组织学	成分复杂，少数肿瘤细胞散在分布，非肿瘤炎细胞为背景	成分较单一
临床	无痛性淋巴结肿大，伴 B 症状	无痛性淋巴结肿大，伴 B 症状
预后	临床 Ⅰ 和 Ⅱ A 期 90% 可治愈，进展期的 5 年生存期约 75%	类型不同，预后不同

(2) 霍奇金淋巴瘤(Hodgkin lymphoma, HL)：95% 为经典型霍奇金淋巴瘤(CHL)。

① 特点：好发于青少年，高峰年龄在 15～27 岁，也可见于 50 岁后。以颈部和锁骨上淋巴结肿大开始，可依次波及各组淋巴结。原发于结外者极其罕见；镜下具有特征性的 Reed-Sternberg 细胞(R-S 细胞)，并以多种异质性的炎细胞为背景。

② 组织形态学：典型的肿瘤细胞为 R-S 细胞，成对分布，称镜影细胞，细胞体积大，且有大而红的核仁；变异型 R-S 细胞，如腔隙型细胞(陷窝细胞)、爆米花细胞、单核样 R-S 细胞、

干尸细胞等。瘤细胞数量少,散在分布。非肿瘤性炎细胞为背景,包括嗜酸性粒细胞,淋巴细胞,浆细胞,中性粒细胞,组织细胞。

③ 免疫表型:经典的 HL,瘤细胞表达 CD30、CD15、LMP-1、EBER 等。

(3) 非霍奇金淋巴瘤(non-Hodgkin lymphoma,NHL)

① B 淋巴母细胞白血病/淋巴瘤,与 T 淋巴母细胞白血病/淋巴瘤。

特点:主要见于儿童,瘤细胞小至中等大小,核染色质细,核分裂象易见。

免疫表型:瘤细胞表达 TDT、CD99,增殖指数高。

② 成熟 B 细胞性

Ⅰ. 慢性淋巴细胞性白血病/小淋巴细胞淋巴瘤(B-cll/sll)

特点:成人常见,淋巴结正常结构消失,形成假滤泡样结节,由前淋巴细胞与副免疫母细胞构成。

免疫表型:瘤细胞除表达 B 细胞标记外,常表达 CD5 与 CD23。

Ⅱ. 滤泡型淋巴瘤(follicularlymphoma,FL)

特点:多见于中老年人,瘤结节背靠背,套区消失,由中心细胞及中心母细胞组成。

免疫表型:瘤细胞除表达 B 细胞标记外,常表达 Bcl2 与 CD10、Bcl6。

Ⅲ. 套细胞淋巴瘤(MCL)

特点:中老年常见,累及淋巴结或胃肠道等部位,淋巴结正常结构消失,瘤细胞弥漫分布,或淋巴滤泡套区增宽,瘤细胞小至中等,核膜有不规则的皱褶,可见血管壁玻璃样变。

免疫表型:瘤细胞除表达 B 细胞标记外,常表达 CD5 与 CyclinD1。

Ⅳ. 边缘区 B 细胞淋巴瘤(MZL),及结外 MALToma

特点:多见于中老年人,好发于脾及胃、眼睑、肺、涎腺等部位,淋巴结少见。形态学早期病变在滤泡边缘带,由小淋巴细胞、浆细胞、中心样细胞、淋巴浆细胞、单核样 B 细胞及免疫母细胞组成,浸润腺体可形成淋巴上皮病变。没有特异的免疫标记。

Ⅴ. Burkitt 淋巴瘤(Burkitt lymphoma,BL)

特点:主要见于儿童和青少年,好发于颌骨、回盲部、乳腺等,与 EB 病毒感染有关,所有病例具有 c-MYC 基因易位。形态学由形态单一的中等大小瘤细胞镶嵌排列,常见满天星现象,核分裂象易见。

免疫表型:瘤细胞表达 B 细胞标记,及 CD10、bcl6、EBER,Ki-67 几乎 100%。

Ⅵ. 弥漫大 B 细胞淋巴瘤(diffuse large B-cell lymphoma,DLBCL),又分为非特殊类型的弥漫大 B 细胞淋巴瘤(DLBCL,NOS)与十余种特殊类型或亚型。

特点:多见于中老年人,瘤细胞弥漫浸润,细胞体积大或中等大,呈中心母细胞、免疫母细胞形态,也可呈间变型或浆母细胞样。

免疫表型:瘤细胞常表达 CD20、CD79a、Pax5 等 B 细胞标记,增殖指数较高。

③ 成熟 T 和 NK 细胞性

Ⅰ. 外周 T 细胞淋巴瘤,非特殊类型(peripheral T-celllymphoma,un-specified,PTCL,NOS)。

特点:大多数是成人,多有 TCR 基因的克隆性重排。最常表现为淋巴结肿大。形态学,淋巴结正常结构破坏,呈副皮质区或弥漫浸润,瘤细胞多形性或单形性,细胞中等大小,核呈不规则形,核分裂象易见,胞浆可透亮,高内皮小静脉增生,常出现炎症细胞背景。

免疫表型:表达 T 细胞相关抗原、CD2、CD3、CD4 等。

Ⅱ. 结外 NK/T 细胞淋巴瘤,鼻型(natural killer/ T-celllymphoma)。

特点:多见于老年人,好发于鼻、咽等部位,与 EBV 感染有关。形态学,多形性瘤细胞浸润破坏血管,可见黏膜溃疡及凝固性坏死。

免疫表型:表达 T 细胞相关抗原、CD2、CD3ε 及 CD56、TiA-1、EBER 等。

Ⅲ. 间变性大细胞淋巴瘤(ALCL),分为 ALK$^+$ 的 ALCL 与 ALK$^-$ 的 ALCL。

ALK$^+$ 的 ALCL 特点:多见于儿童和年轻成人,常累及淋巴结,形态学 ALK$^+$ 的 ALCL 早期呈窦内生长,细胞体积较大,胞质丰富,核多形性,常见马蹄形的 hallmack cells,可见核旁的嗜酸性区,可见核内包涵体。

免疫表型:表达 ALK(常为核浆阳)、CD30(膜点阳)、EMA、CD43 及 CD2、CD4、CD5 等,CD3 多阴性。核浆 ALK$^+$ 遗传学为 t(2;5)。

ALK$^-$ 的 ALCL 特点:多见于 40~65 岁,淋巴结结构破坏,典型者瘤细胞常在窦内或 T 细胞区粘附性生长,瘤细胞形态与 ALK$^+$ 的 ALCL 相似。

免疫表型:瘤细胞 CD30 一致的强阳性,CD43、CD2、CD3 等,ALK$^-$。

2. 髓系肿瘤(myeloid neoplasms)

(1) 概念:骨髓内具有多向分化潜能的造血干细胞克隆性增生。

2008WHO 分类分为五个亚型:

① 急性髓性白血病(AML)。

② 骨髓增殖性肿瘤(MPN)。

③ 骨髓增生异常综合征(MDS)。

④ 骨髓增生异常/骨髓增殖性肿瘤(MDS/MPN)。

⑤ 髓系/淋系肿瘤伴嗜酸粒细胞增多及 PDGFRA,PDGFRB 或 FGFR1 异常。

(2) 急性髓性白血病(acute myelogenous leukemia,AML)

AML 是由外周血、骨髓或其他组织中髓系原始细胞克隆性扩增引起的疾病。诊断要求外周血或骨髓中原粒细胞和/或原单核细胞/幼单核细胞和/或原巨核细胞≥20%。诊断尚需结合形态学、组织化学、免疫表型及核型分析。

免疫表型:瘤细胞表达 CD13、CD33、MPO、NSE 等,前体细胞表达 CD117、CD34、TDT 等。

(3) 髓系肉瘤

又称粒细胞肉瘤或绿色瘤,是发生在骨髓以外解剖部位由伴有或不伴有成熟迹象的髓系原始细胞构成的肿块。白血病患者髓系原始细胞浸润身体任何部位除非浸润呈肿块状,而且其中组织结构被破坏,否则不能分类为髓系肉瘤。

免疫表型:瘤细胞表达 CD68、Lys、CD117、CD34、CD99、TDT、CD56、CD61、CD30 等。

(4) 类白血病反应

由于严重感染、药物中毒、大量溶血和出血反应、某些恶性肿瘤等有害因素刺激,导致造血组织产生异常反应,常表现为外周血中白细胞数量明显增加,伴幼稚细胞形成。属应激性机体反应。

3. 朗格汉斯细胞组织细胞增生症（Langerhans cell histiocytosis）

Langerhans 细胞克隆性肿瘤性增殖，多发于骨，儿童、成人均可发病。

形态学，Langerhans 细胞核圆形或卵圆形，常见核沟，染色质细腻，特征性背景为多少不等的嗜酸性粒细胞浸润。免疫表型表达 CD1a、Langerin 和 S-100，超微结构显示"网球拍样"的 Birbeck 颗粒。

【实验内容】

1. 大体标本观察

（1）淋巴结霍奇金淋巴瘤（non-Hodgkin lymphoma in lymph nodes），如图8-1所示。

标本为切除的肿大淋巴结，切面淡红色，鱼肉状，伴大片坏死。

（2）小肠非霍奇金恶性淋巴瘤（non-Hodgkin lymphoma of small intestine），如图8-2所示。

标本见肿瘤环绕肠壁生长，致肠壁弥漫增厚，黏膜皱襞破坏、消失，肠腔狭窄，切面均呈淡红色，鱼肉状，伴灶性坏死。

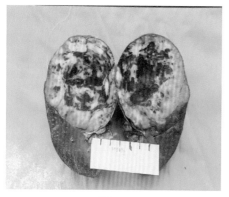

图 8-1

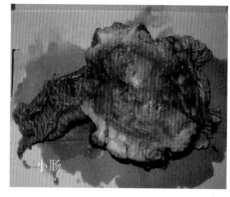

图 8-2

2. 切片观察

（1）经典型霍奇金淋巴瘤（Hodgkin lymphoma，HL），如图 8-3 和图 8-4 所示。

低倍：淋巴结结构已破坏，在炎症背景上，见少量体积较大的瘤细胞。

高倍：瘤组织中可见单核或双核的巨细胞，双核者称 R-S 细胞，此外，可见嗜酸性粒细胞、淋巴细胞等浸润。

（2）滤泡型淋巴瘤（follicularlymphoma，FL），如图 8-5 和图 8-6 所示。

低倍：瘤结节背靠背，套区消失。

高倍：由中心细胞及中心母细胞组成。

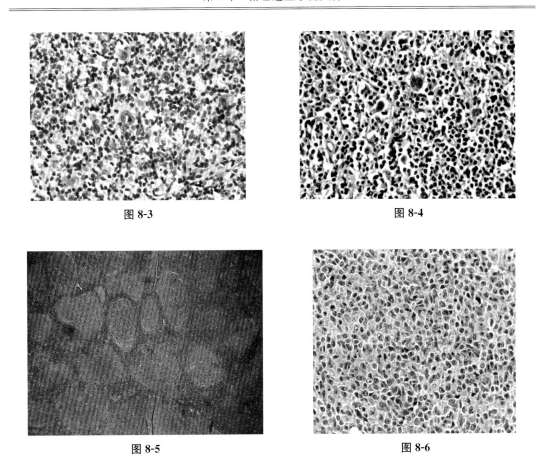

图 8-3

图 8-4

图 8-5

图 8-6

（3）弥漫大 B 细胞淋巴瘤（diffuse large B-cell lymphoma，DLBCL），如图 8-7 和图 8-8 所示。

肿瘤细胞体积大或中等大，呈中心母细胞及免疫母细胞形态，瘤细胞弥漫浸润。

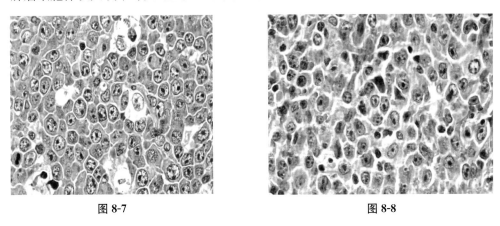

图 8-7

图 8-8

（4）淋巴结间变性大细胞淋巴瘤，如图 8-9 和图 8-10 所示。

早期呈窦内生长，瘤细胞体积较大，胞质丰富、淡染，核多形性，常见马蹄形的 hallmack cells，可见核旁的嗜酸性区。

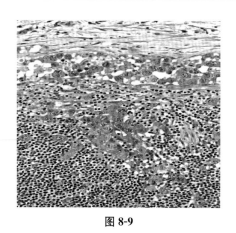

图 8-9

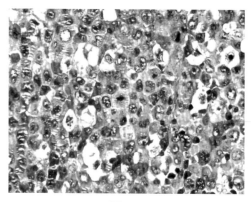

图 8-10

复习自测题

一、名词解释

1. R-S 细胞（Reed-Stemberg cell）

2. 类白血病反应（leukemoid reaction）

3. 绿色瘤（chloroma）

4. 朗格汉斯细胞组织细胞增生症

二、简答题

1. 经典型霍奇金淋巴瘤分为哪些亚型？简述其形态学和免疫表型特点。

2. 非霍奇金淋巴瘤的主要类型，及各型的形态学和免疫表型特点是什么？

3. Langerhans 细胞组织细胞增生症的形态学及免疫表型特点如何？

三、临床病理讨论

[病史摘要]

男性,25 岁,皮肤瘙痒一年,半年前发现左锁骨上肿大淋巴结,最大径约 1.5cm。右侧颈部可触及多个淋巴结,直径 0.3 cm～0.5 cm。患者无其他症状。免疫组化:瘤细胞 CD30(＋),CD15(＋),CD20(－),CD3(－),CD43(－),EMA(－),ALK(－),EBER＋,Ki－67(＋,40%)

[讨论]

本例的病理诊断是什么？请举出诊断依据。

谷从友

第9章 泌尿系统疾病

【学习要求】

(1) 掌握肾小球肾炎的基本病理变化,各型肾小球肾炎的病理变化及临床病理联系,肾盂肾炎的病理变化和临床病理联系,肾细胞癌的好发部位及组织学类型,尿路上皮癌的类型及形态特点,掌握及转移途径。

(2) 了解肾小球肾炎的发病机理,肾盂肾炎的病因、发病机理,肾细胞癌的病理变化及转移途径,尿路上皮肿瘤的病因及病理变化,肾母细胞瘤的好发年龄及部位。

【理论内容提要】

1. 肾小球疾病(glomerular diseases)

也称为肾小球肾炎(glomerulonephritis),是一组以肾小球损伤和改变为主的疾病,具体类型包括原发性、继发性和遗传性。

(1) 病因和发病机制

目前尚未完全明确,多数类型属于Ⅲ型变态反应,即由抗原抗体结合形成免疫复合物沉积而导致损伤。

① 引起肾小球肾炎的抗原:

内源性抗原——肾性抗原:肾小球基底膜抗原、内皮细胞抗原、系膜细胞抗原、足细胞抗原;非肾性抗原:DNA、核抗原、免疫球蛋白、肿瘤抗原等。

外源性抗原——生物性抗原:细菌、病毒、真菌、螺旋体、寄生虫等生物性病原体;非生物性抗原:药物、外源性凝集素、异种血清等。

② 肾小球损伤的免疫机制:

肾小球肾炎病变类型与免疫复合物(immune complex, IC)形成的部位密切相关,一是在肾小球原位形成免疫复合物,二是在血液循环中形成免疫复合物沉积在肾小球,这两种方式是肾小球肾炎发病的基本机制。

Ⅰ. 循环免疫复合物性肾炎——Ⅲ型超敏反应。

Ⅱ. 原位免疫复合物性肾炎。

A. 抗肾小球基底膜抗体引起的肾炎(anti-GBM antibody-induced nephritis)。

B. Heymann 肾炎(Heymann nephritis),即肾小管上皮细胞刷状缘抗原。

C. 植入性抗原(antibodies against planted antigenes)。

免疫复合物的沉积通过多种介质引起肾小球损伤,主要环节包括:补体系统,激肽和凝血系统,细胞因子等,除体液免疫机制外,细胞免疫在肾小球肾炎的发病过程中也发挥一定作用。

2. 基本病理变化

(1) 肾小球细胞增多:主要是系膜细胞、内皮细胞和上皮细胞增生,也有嗜中性粒细胞、单核细胞、淋巴细胞的浸润。

(2) 基底膜增厚:可以是基底膜本身的增厚,也可由内皮下、上皮下或基底膜本身的免疫复合物沉积引起。

(3) 炎性渗出和坏死:出现中性粒细胞等炎细胞浸润和纤维蛋白渗出,血管壁也可发生纤维素样坏死。

(4) 玻璃样变(hyalinization):镜下肾小球内出现均质红染的嗜酸性物质堆积,成分包括渗出的血浆蛋白、增多的基底膜和系膜基质及胶原纤维,严重时可导致毛细血管袢管腔闭塞,发生硬化。

3. 临床表现

肾小球肾炎的临床表现主要包括:① 尿的改变:尿量变化[少尿(oliguria)、无尿(anuria)、多尿或夜尿的概念]、尿性质变化[血尿(hematuria)、蛋白尿(proteinuria)、管型(cast)尿的概念];② 水肿;③ 高血压等。

肾小球疾病的临床表现与病理类型有紧密关系,常表现为具有结构和功能联系的症状组合:

(1) 急性肾炎综合征(acute nephritic syndrome):起病急,以血尿、蛋白尿、水肿、高血压为主要表现,多数预后良好,见于急性弥漫性肾小球肾炎。

(2) 快速进行性肾炎综合征(rapidly progressive nephritic syndrome):起病急,进展快。初期出现水肿、血尿和蛋白尿等,迅速发展为少尿或无尿,伴氮质血症,并发生引起急性肾功能衰竭,预后差,病理类型主要为弥漫性新月体性肾小球肾炎。

(3) 肾病综合征(nephrotic syndrome):起病缓慢,可见于多种类型肾炎,出现所谓的"三高一低":大量蛋白尿(heavy proteinuria),≥3.5 g/d;明显水肿(severe edema);低蛋白血症(hypoalbuminemia),每升血浆白蛋白含量<30 g;高脂血症(hyperlipidemia)。

(4) 无症状性血尿或蛋白尿(asymptomatic hematuria or proteinuria):临床表现为持续或反复发作的镜下或肉眼血尿,或轻度蛋白尿,又称隐匿性肾炎综合征,一般预后较好,见于IgA肾病。

(5) 慢性肾炎综合征(chronic nephritic syndrome):肾小球肾炎的各种类型持续发展均会出现此种临床表现,多尿、夜尿、低比重尿,高血压,贫血,氮质血症(azotemia)和尿毒症(uremia)。见于各型肾炎的终末阶段。

4. 肾小球肾炎(原发性)的病理类型

常见类型如下:

　　① 急性弥漫性增生性肾小球肾炎。

　　② 急进性(新月体性)肾小球肾炎。

　　③ 膜性肾小球病(膜性肾病)。

　　④ 微小病变性肾小球病(脂性肾病)。

　　⑤ 局灶性节段性肾小球硬化。

　　⑥ 膜增生性肾小球肾炎。

　　⑦ 系膜增生性肾小球肾炎。

　　⑧ IgA 肾病。

　　⑨ 慢性肾小球肾炎。

5. 肾小球肾炎病理变化特点及临床病理联系

　　(1) 急性弥漫性增生性肾小球肾炎(acute diffuse proliferative glomerulonephritis):是临床最为常见的肾小球肾炎类型,又称为毛细血管内增生性肾小球肾炎(endocapillary proliferative glomerulonephritis)、感染后肾小球肾炎(postinfections glomerulonephritis),与 A 族乙型溶血性链球菌感染有关。

　　① 病变特点:肾小球内细胞增生、浸润,肾小球体积增大。

　　肉眼观:双肾均匀性对称性肿大,表面光滑,包膜紧张,充血或点状出血,称"大红肾"或"蚤咬肾"。

　　镜下观:光镜观察肾小球内细胞数量增多,肾小球体积增大,球囊腔狭窄,内皮细胞、系膜细胞增生,中性粒细胞、单核细胞浸润。

　　肾小管上皮细胞变性,肾小管腔可见各种管型(蛋白管型、红细胞管型、颗粒管型),肾间质充血、水肿,炎细胞浸润。

　　免疫荧光观察:IgG 和 C3 颗粒状荧光沉积分布于肾小球内。

　　电镜观察:基底膜外侧上皮细胞下有驼峰样、小丘状的电子致密物沉积。

　　② 临床病理联系:多见儿童,临床表现为急性肾炎综合征,预后较好,发生在成人则预后差。

　　(2) 快速进行性肾小球肾炎(rapidly progressive glomerulonephritis,RPGN):又称急进性肾小球肾炎、新月体性肾小球肾炎(crescentic glomerulonephritis,CrGN)。

　　① 分类:Ⅰ型(抗 GBM 抗体型),其中部分病例表现为肺出血肾炎综合征(Goodpasture syndrome);Ⅱ型(免疫复合物型),由非肾性抗原引起的免疫复合物沉积;Ⅲ型(免疫反应缺乏型),既无免疫复合物沉积,也无特异性抗体存在。

　　② 病变特点:肾小球内大量新月体(crescent)或环状体。

　　肉眼观察:双肾弥漫性增大,颜色苍白,切面肾皮质增厚,表面可有点状出血。

　　光镜观察:大部分肾小球内有特征性的新月体成分或环状体形成,新月体是增生的球囊壁层上皮细胞,渗出的单核细胞,位于球囊内(毛细血管外),早期新月体以细胞成分为主(细胞性新月体),以后纤维成分增多(纤维-细胞性新月体),最终新月体纤维化(纤维性新月体)。

　　肾小管上皮细胞变性(玻璃样变),晚期上皮细胞萎缩、消失,肾间质水肿,炎细胞浸润,后期间质纤维增生。

免疫荧光观察：Ⅰ型表现为线性荧光，Ⅱ型表现为颗粒状荧光，部分患者Ⅲ型为阴性。

电镜观察：肾小球毛细血管基底膜出现缺损和断裂，可有电子致密物沉积或无沉积。

③临床病理联系：临床表现为急进性肾炎综合征，伴有 Goodpasture 综合征的患者出现反复发作的咯血，转归预后差，不及时救治患者常在数周至数月内死于尿毒症。

（3）肾病综合征及相关的肾炎类型（如表 9-1 所示）。

①膜性肾小球肾炎（membranous glomerulonephritis）是引起成人肾病综合征最常见的原因。

Ⅰ．病变特点：毛细血管基底膜弥漫性增厚，多不伴有无明显炎症反应，又被称为膜性肾病（membranous nephropathy）。

肉眼观察：双肾肿大，颜色苍白，呈现"大白肾"外观。

光镜观察：肾小球毛细血管壁均匀增厚并加重，特殊银染可见"钉突状"沉积物，形如"梳齿"。

电镜观察：在毛细血管基底膜外侧，上皮细胞下有大量电子致密沉积物，基底膜增厚，以后沉积物溶解吸收，基底膜呈"虫蚀状"缺损，增厚的基底膜使毛细血管腔缩小，最终导致肾小球硬化、玻璃样变。

免疫荧光观察：颗粒状荧光（IgG 及 C3）。

Ⅱ．临床病理联系：肾病综合征，出现非选择性蛋白尿，转归病程长，多数患者预后较差。

②轻微病变性肾小球病（minimal change glomerulopathy），因在光镜下肾小球无明显改变或病变轻微而得名，也因为在肾小管细胞内见有大量脂质沉积，称为脂性肾病，是引起儿童肾病综合征最常见的原因。

Ⅰ．病变特点：

肉眼观察：双肾肿大，色苍白，切面皮质出现黄白色条纹。

光镜观察：肾小球基本正常，肾近曲小管上皮细胞内出现大量脂滴和蛋白小滴。

电镜观察：弥漫性足细胞足突消失，基底膜正常，无沉积物。

免疫荧光观察：无荧光反应。

Ⅱ．临床病理联系：肾病综合征，出现选择性蛋白尿，转归儿童患者预后好，激素治疗对患儿具有良好效果。

③膜性增生性肾小球肾炎（membranoproliferative glomerulonephritis，MPGN）

Ⅰ．病变特点：既有肾小球基膜增厚，又有系膜细胞核基质增生，又称系膜毛细血管性肾小球肾炎。

光镜观察：肾小球体积增大，细胞增多，毛细血管不规则增厚，系膜细胞和系膜基质增多，使血管球呈分叶状，特殊银染可见"系膜插入"现象，使基底膜呈"双轨状"。

电镜观察：本病可分为三型，电子致密物的沉积部位不同。

免疫荧光观察：颗粒状荧光。

Ⅱ．临床病理联系：多数为肾病综合征，好发于青少年，为慢性进展性，预后较差，约 50％病人出现慢性肾衰。

④ 系膜增生性肾小球肾炎(mesangial proliferative glomerulonephritis)

Ⅰ.病变特点:弥漫性肾小球系膜细胞增生及系膜基质增多。

光镜观察:弥漫性肾小球系膜细胞增生伴系膜基质增多,早期以系膜细胞增生为主,后期以系膜基质增多为主。

电镜观察:系膜区有电子致密物沉积。

免疫荧光观察:免疫复合物成分为颗粒状荧光(IgG 和 C3)、(IgM 和 C3)或 C3。

Ⅱ.临床病理联系:在我国较为常见,多见于青少年,临床表现具有多样性,可出现无症状的蛋白尿或血尿、肾病综合征,预后一般较好,病变严重者,可发展为慢性肾炎或硬化性肾小球肾炎。

表 9-1　与肾病综合征相关的肾小球肾炎主要特征

类型	光镜	毛细血管壁	银染	临床表现
系膜增生性	系膜细胞增生,系膜基质增多,系膜区增宽	无改变	系膜区宽,基底膜正常	具有多样性
膜性增生性	同上,肾小球呈分叶状	弥漫性增厚	基底膜显示"系膜插入"呈"双轨状"	肾病综合征
膜性	毛细血管壁弥漫性增厚	弥漫性增厚	基底膜显示"钉突状"沉积物,形如"梳齿",呈"虫蚀状"空隙	肾病综合征,非选择性蛋白尿
微小病变性	肾小球基本正常,肾近曲小管上皮细胞内出现大量脂滴和蛋白小滴	无改变	无沉积物	肾病综合征,选择性蛋白尿

(4) 慢性肾小球肾炎(chronic glomerulonephritis)为各种类型肾小球肾炎发展到晚期的共同结果,又称终末期肾,慢性硬化性肾小球肾炎(chronic sclerosing glomerulonephritis)

① 病变特点:大量肾小球发生玻璃样变、硬化,形成大体所见的颗粒性固缩肾。

肉眼观察:继发性颗粒性固缩肾,双肾对称性缩小,表面呈弥漫性细颗粒状。

光镜观察:大部分肾小球弥漫性纤维化、玻璃样变,所属肾小管萎缩、纤维化;少数残存肾单位的肾小球代偿性肥大,肾小管扩张,腔内可见各种管型。间质内纤维组织增生、纤维化,慢性炎细胞浸润,小动脉硬化、管腔狭窄。

② 临床病理联系:表现为慢性肾炎综合征,慢性肾衰,转归病程长短不一,发展至晚期,预后极差。

6. 肾盂肾炎(pyelonephritis)

(1) 概念:是一种主要由细菌感染引起的化脓性炎性疾病,分急性和慢性两类,主要累及肾盂、肾间质和肾小管的炎性疾病,是肾脏最常见的疾病之一。

(2) 病因和发病机制:主要由细菌感染引起,最常见为大肠杆菌,急性肾盂肾炎多为单一细菌感染,慢性肾盂肾炎多为两种或多种细菌混合感染。

（3）感染途径

① 上行性感染（ascending infection）：又称逆行性感染，是本病最常见的感染途径。由膀胱炎、尿道炎→输尿管或输尿管周围淋巴管→肾盂→肾盏、肾间质。大肠杆菌多见。病变累及一侧或双侧肾脏。

② 血源性（下行性）感染（hematogenous or descending infection）：较为少见，致病菌多为金黄色葡萄球菌。由败血症、感染性心内膜炎——细菌随血液进入肾脏，在肾小球或肾小管周围毛细血管内停留，引起炎症。病变多累及双侧肾脏。

肾盂肾炎的易感因素包括：

Ⅰ. 尿路阻塞：完全或不完全尿路梗阻，此外，女性激素水平变化、黏膜易受损等利于细菌感染；女性尿道短，括约肌作用弱，细菌容易侵入。

Ⅱ. 医源性因素：插导尿管、膀胱镜检查、逆行肾盂造影等操作使尿道黏膜损伤，利于细菌感染。

Ⅲ. 尿路返流：膀胱输尿管返流和肾内返流。

Ⅳ. 慢性消耗性疾病、长期使用激素和免疫抑制剂等是机体抵抗力下降等。

（4）急性肾盂肾炎（acute pyelonephritis）：是由细菌感染引起的肾盂、肾间质、肾小管的急性化脓性炎症，主要有细菌感染引起。

① 病理变化

肉眼观察：肾脏体积增大，表面可见散在大小不等的黄白色脓肿，周围有充血或出血带环绕。可弥漫分布，也可局限分布。切面：肾髓质内有黄色条纹，并向皮质延伸，条纹延伸处有脓肿形成。肾盂充血水肿，重者肾盂内有积脓。

镜下观察：特征性病变是灶性间质内大量中性粒细胞浸润，为化脓性炎或脓肿形成，肾小管腔内脓细胞聚集、肾小管坏死。急性期后，中性粒细胞减少，巨噬细胞、淋巴细胞及浆细胞增多，逐渐形成瘢痕。

② 并发症：肾乳头坏死（papillary necrosis）常见于伴有糖尿病或尿路阻塞的患者；肾盂积脓（pyonephrosis）见于严重尿路阻塞患者；肾周围脓肿（pyonephric abscess）。

③ 临床病理联系：

Ⅰ. 全身表现：起病急，出现发热、寒战、白细胞增多等。

Ⅱ. 局部表现：腰部酸痛和肾区叩击痛。

Ⅲ. 尿和肾功能改变：膀胱刺激征——尿急、尿频、尿痛，化脓性严可引起脓尿、菌尿、蛋白尿、管型尿（白细胞管型）、血尿等。

④ 结局：一般较好，可获痊愈。

（5）慢性肾盂肾炎（chronic pyelonephritis）：为肾小管-间质的慢性炎症，肾间质炎症、瘢痕形成，伴有明显的肾盂、肾盏纤维化和变形，是慢性肾功能衰竭的常见原因之一。

① 分型：根据发病机制，可分为慢性返流性肾盂肾炎（chronic raflux-associated pyelonephritis）；慢性阻塞性肾盂肾炎（chronic obstructive pyelonephritis）。

② 病理变化

肉眼观察：单肾或双肾体积缩小、变硬，表面出现不规则的瘢痕，如为双肾，两侧不对称。切面皮髓界限不清，肾乳头萎缩，肾盂肾盏因疤痕收缩而变形，肾盂黏膜粗糙。

注意与慢性肾小球肾炎的区别。

镜下观察:肾小管和肾间质的慢性非特异性炎症,分布不规则的肾间质纤维化和淋巴细胞、浆细胞等炎细胞浸润。部分肾小管萎缩,部分肾小管扩张;肾小球球囊周围可发生纤维化。后期肾小球发生纤维化和玻璃样变,有的肾小球可发生代偿性肥大。肾盂肾盏黏膜及黏膜下组织慢性炎细胞浸润及纤维化。肾内细动脉和小动脉因继发性高血压发生玻璃样变和硬化。

③ 临床病理联系:由于慢性肾盂肾炎时肾小球病变发生较晚,而肾小管较早累及且病变严重,临床可先出现明显的肾小管功能障碍。

Ⅰ. 尿改变:常有反复发作的急性肾盂肾炎症状,频发的脓尿、菌尿,以后逐渐出现多尿、夜尿、低比重尿。代谢性酸中毒、低钠、低钾。

Ⅱ. 高血压。原因:肾功能不全,肾组织纤维化,小血管硬化→缺血→肾素↑→血压↑。

Ⅲ. 慢性肾功能衰竭的表现:贫血、氮质血症、尿毒症。

④ 结局:病程长,常反复发作,如能消除诱发因素,病情可得到控制,反之则预后较差。

7. 肾细胞癌(renal cell carcinoma)

(1) 概述:也称肾癌,是由肾小管上皮细胞发生的恶性肿瘤,也是肾原发性肿瘤中最多见者。

(2) 病理变化和常见类型

① 透明细胞癌(clear cell carcinoma):最常见(70%~80%),95%为散发性。

镜下观察:瘤细胞体积较大,圆形或多角形,胞质丰富,透明或颗粒状,间质具有丰富的毛细血管和血窦。大部分瘤细胞分化好,但有的具有明显异型性,出现畸形核和瘤巨细胞。

② 乳头状癌(papillary carcinoma):占肾癌的10%~15%。包括家族性和散发性。

镜下观察:瘤细胞立方或矮柱状,特征为乳头状结构。乳头中轴间质常见砂粒体、泡沫细胞。

③ 嫌色细胞癌(chromophobe renal carcinoma):约占肾癌的5%。预后较好。

镜下观察:细胞具有明显的胞膜、胞质淡染或略嗜酸性,核周常有空晕。

其他少见类型包括:集合管癌、未分化性肾癌。

(3) 肉眼观:多发于肾上、下两极,尤其是上极更为多见。

(4) 临床病理联系

① 肾癌三联征典型症状为腰痛、肾区肿块、血尿。血尿常为间歇性,可以是镜下血尿,常为无痛性(是肾癌的主要症状)。

② 肿瘤可产生异位激素和激素样物质并引起各种临床表现,可出现多种副肿瘤综合征(红细胞增多症、高钙血症、Cushing综合征、高血压等)。

(5) 扩散方式:早期可以发生血道转移,具有广泛转移的特点,最常见部位:肺、骨。也可发生于局部淋巴结、肝、肾上腺和脑。

(6) 转归:较差,平均5年生存率为45%。

8. 肾母细胞瘤(nephroblastoma)

(1) 概述:又称Wilms瘤(Wilms tumor),起源于肾内残留的后肾胚芽组织,多见于1~4

岁的小儿,为儿童肾脏最常见的原发性恶性肿瘤。

(2)病理变化

肉眼观察:通常发生在单侧肾脏,体积较大球状肿块,边界清楚,可有假包膜。肿瘤质软,切面灰白、灰红色,可有灶状出血、坏死或囊性变。

镜下观察:肾母细胞瘤的成分和结构较为复杂,主要有间叶组织(多为纤维性或黏液性)、上皮样细胞(可形成肾小管或肾小球样结构)和胚基的幼稚细胞(小圆形或卵圆形原始细胞)同时存在,这些成分的比例在不同个体的肿瘤差别较大。

(3)临床病理联系:腹部肿块是肾母细胞瘤最常见的症状,也可出现血尿、腹痛或肠梗阻、高血压等。

9. 膀胱尿路上皮肿瘤

(1)概述:膀胱肿瘤约95%起源于上皮组织,是泌尿系统最常见的恶性肿瘤,男性多见,年龄多大于50岁,吸烟明显增加发病危险性。主要成分是尿路上皮(urothelium,即移行上皮),称为尿路上皮肿瘤(urothelial tumor)。

(2)好发部位:膀胱侧壁和三角区近输尿管开口处。单个或多灶性,大小不等。可呈乳头状、息肉状,也可扁平状斑块状。

(3)类型:主要是移行细胞癌,细胞和组织结构不规则,排列紊乱、极性消失,细胞异型性明显,多为浸润性(>80%),易转移。

其他类型为鳞状细胞癌,腺癌。

(4)尿路(移行)上皮肿瘤分类:

① 尿路上皮乳头状瘤(urothelial papilloma)。

② 低恶性潜能的尿路上皮乳头状瘤(urothelial neoplasm of low malignant pourothelial)。

③ 低级别尿路上皮乳头状癌(papillary urothelial carcinoma,low grade)。

④ 高级别尿路上皮乳头状癌(papillary urothelial carcinoma,high grade)。

(5)临床病理联系:最常见和最突出的临床表现是无痛性血尿;肿瘤侵及膀胱壁,引起膀胱刺激征(尿频、尿急、尿痛);肿瘤阻塞输尿管开口,导致肾盂积水、肾盂肾炎、肾盂积脓。

(6)主要扩散方式:淋巴道,晚期可发生血道转移。

(7)预后:与肿瘤的分化程度和侵袭范围等密切相关。

【实验内容】

1. 标本观察

(1)急性弥漫性增生性肾小球肾炎(acute diffuse proliferative glomerulonephritis)

标本为小儿肾脏的半侧,肾表面光滑,呈分叶状,新鲜标本呈红色称"大红肾",有散在小出血点。切面皮质增厚,被膜外翻,亦可见点状出血,如蚤咬状,故称"蚤咬肾",如图9-1所示。

（2）慢性肾小球肾炎，晚期（chronic glomerulone phritis，late satge）

肾脏体积显著缩小，重量减轻，质硬，表面呈弥漫细颗粒状。切面皮质显著变薄，条纹不清，皮髓质界限不清，称为"颗粒性固缩肾"（granular contracted kidney），如图 9-2 所示。

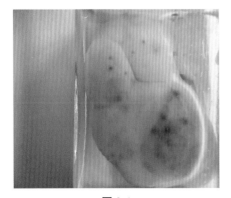
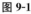

图 9-1

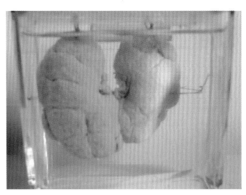

图 9-2

（3）慢性肾盂肾炎（chromic pyelonephritis）

标本为双侧肾脏、输尿管及膀胱。正常肾脏大小为 12 cm×6 cm×4 cm，本例肾脏体积显著缩小，表面高低不平，有大而不规则的凹陷性瘢痕。切面皮髓质分界不清。肾盂周围脂肪组织相对增多，膀胱扩大，黏膜皱襞平坦。附有前列腺及双侧精囊。

思考：本例在大体上与慢性肾小球肾炎的异同点。

（4）肾癌（carcinoma of kidney）

标本于肾上极见一肿瘤，与周围分界清楚。切面多彩状，呈灰白、淡红及紫红色（新鲜时尤为醒目），如图 9-3 所示。

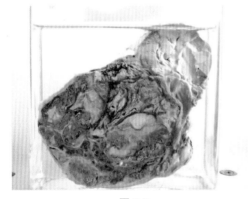

图 9-3

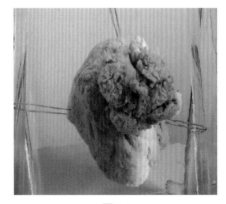

图 9-4

（5）膀胱乳头状瘤（papilloma of urinary bladder）

标本为切除之膀胱，黏膜面见乳头状肿物向腔内突起。

（6）膀胱乳头状癌（papulary carcinoma of bladder）

标本均为切除之膀胱，腔内充满乳头状肿物，肿物基底部固定，乳头较细，似绒毛，质松脆，易折断、出血，如图 9-4 所示。

（7）肾盂乳头状癌（papillary carcinoma of renal pelvis）

标本均为切除之肾脏,已剖开。肾盂均被乳头状肿瘤所占。乳头细小,多数性。部分肾实质破坏,变薄。

（8）肾母细胞瘤（nephroblastoma or wilms' tumor）

标本为肾形肿物,已对剖。表面尚光滑。切面淡红色,部分区域伴出血,囊性变,大部分区域呈肉瘤样外观,较均质,一侧尚见残留的肾组织,如图9-5和图9-6所示。

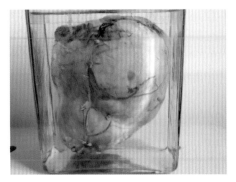
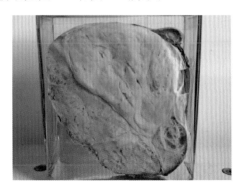

图 9-5　　　　　　　　　　　　　　　　　　　　　图 9-6

2. 切片观察

（1）急性弥漫性增生性肾小球肾炎（acute diffuse proliferative glomerulonephritis）

镜下观察：

① 肾小球体积增大,细胞数目增多,病变弥漫,几乎累及所有肾小球。

② 肾小球系膜细胞和血管内皮细胞肿胀增生（二者在光镜下无法区分）,毛细血管管腔狭窄,如图9-7所示。

③ 肾近曲小管上皮细胞轻度水肿,部分间质充血,少量炎细胞灶性浸润。

（2）快速进行性肾小球肾炎（rapidly progressive glomerulonephritis）

① 部分肾球囊壁层上皮增生,呈新月体（crescent）或环状体,如图9-8所示。有细胞性、纤维细胞性和纤维性三种形式。

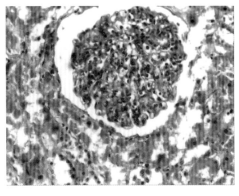
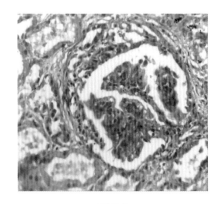

图 9-7　　　　　　　　　　　　　　　　　　　　　图 9-8

② 新月体或环状体部分已玻璃样变,并累及肾小球,所属肾小管发生萎缩。

③ 间质有较多炎细胞浸润,伴轻度纤维化。

思考：Goodpasture 综合征。

（3）慢性肾小球肾炎（chronic glomerulonephritis），如图 9-9 所示。

① 大部分肾小球纤维化、玻璃样变。严重者整个肾小球成为一团嗜伊红性、无结构的"玻璃球"，相应肾小管萎缩、消失。

② 部分残存的或损害较轻的肾小球代偿性肥大；相应肾小管代偿性扩张，有的呈囊状。

③ 间质内慢性炎细胞浸润，伴纤维化，小动脉及细动脉管壁增厚，管腔狭窄。

（4）慢性肾盂肾炎（chronic pyelonephritis），如图 9-10 所示。

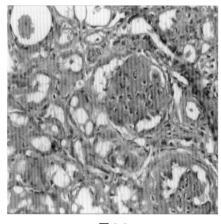

图 9-9

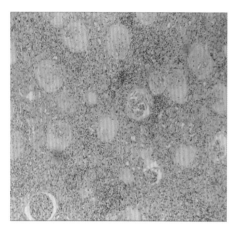

图 9-10

① 肾间质内，尤其肾盂黏膜下层，较多慢性炎细胞浸润，间质内纤维组织增生，部分区域可见小瘢痕样病灶。

② 肾小球大多正常，部分肾小球周围纤维化，肾小管大多正常，部分肾小管萎缩或扩张。

（5）肾癌（renal carcinoma），如图 9-11 和图 9-12 所示。

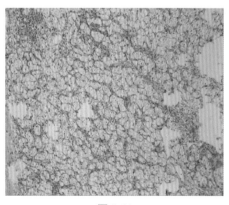

图 9-11

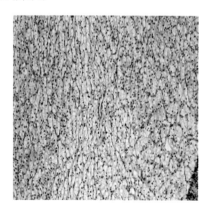

图 9-12

① 癌细胞巢呈不规则团块状、条索状，间质血管丰富。

② 癌细胞体积大，胞浆丰富，透亮（因糖原制片过程中被溶解所致），或淡嗜酸，胞膜清楚。核小，圆形、卵圆形或不规则形。深染，位于细胞中央或边缘，核仁明显，嗜碱性。少数

癌细胞浆呈伊红色细颗粒状,立方形或多角形(颗粒细胞较透明细胞小,细胞核小而圆,淡染)。

复习自测题

一、名词解释

1. 肾病综合征 　　　　　　2. 新月体

3. 肾母细胞瘤

二、简答题

1. 引起颗粒性固缩肾的疾病有哪些?

2. 临床表现为肾病综合征的肾炎类型有哪些?

3. 急性增生性肾小球肾炎与急性肾盂肾炎的发病机理,病理变化和临床表现有何不同?

冯振中　姚　楠

第 10 章　女性生殖系统疾病

【学习要求】

（1）掌握子宫颈癌的肉眼形态、组织学类型、扩散和转移途径；子宫体癌的病理类型及其临床表现；葡萄胎、侵袭性（恶性）葡萄胎和绒毛膜癌的病变特点、扩散和转移途径；掌握乳腺癌常见类型的病理变化。

（2）了解子宫颈早期癌变过程及其脱落细胞学对诊断子宫颈癌的作用；乳腺癌的病因；卵巢浆液性和黏液性囊腺瘤、变界性囊腺瘤及囊腺癌、畸胎瘤的病变特点。

【理论内容提要】

1. 非典型增生和原位癌

（1）子宫颈上皮非典型增生（cervical epithelial dysplasia）：子宫颈上皮细胞呈现程度不等的异型性，表现为细胞大小形态不一，核增大深染，核浆比例增大，核分裂象增多，细胞极性紊乱。分Ⅰ、Ⅱ、Ⅲ级。

（2）原位癌（carcinoma in situ）：异型增生的细胞累及子宫颈上皮全层，但病变局限于上皮层内，未突破基底膜。

（3）子宫颈上皮内肿瘤（cervical intraepithelial neoplasia，CIN）：将子宫颈上皮非典型增生和原位癌合称为CIN，分为CINⅠ、Ⅱ、Ⅲ级，相当于非典型增生Ⅰ、Ⅱ、Ⅲ级，CIN Ⅲ级包括Ⅲ级非典型增生和原位癌。

2. 子宫颈癌（cervical carcinoma）

（1）组织发生：可能来源于子宫颈阴道部或移行带的鳞状上皮或柱状上皮下的储备细胞或子宫颈管黏膜柱状上皮。

（2）子宫颈鳞状细胞癌（squamous cell carcinoma of the cervix）：一般占80%～90%，分为早期浸润癌（或微灶浸润型鳞状细胞癌，microinvasive squamous cell carcinoma）及浸润癌（invasive carcinoma）。

① 早期浸润癌或微灶浸润型鳞状细胞癌：少数肿瘤细胞突破基底膜并浸润到基底膜下方的间质内，浸润深度不超过基底膜下 5 mm，没有血管浸润，也无淋巴结转移。

② 浸润型鳞状细胞癌：指癌组织突破基底膜，向间质浸润性生长，浸润深度超过基底膜下 5 mm，并伴有临床症状者。

③ **大体类型**:糜烂型,内生浸润型,溃疡型,外生菜花型。

④ **镜下观察**:高分化鳞癌:约 20%,有角化及癌巢。

中分化鳞癌:约 60%,无明显角化核分裂和细胞异性较明显。

低分化鳞癌:约 20%,多为小细胞型,异型性很明显,预后较差。

(3) 子宫颈腺癌(cervical adenocarcinoma):占 10%~20%。

① **大体类型**:糜烂型,内生浸润型,溃疡型,外生菜花型。

② **镜下观察**:最常见类型是子宫颈管内膜腺癌,根据分化程度分为高分化、中分化和低分化三型。

(4) 扩散和转移

① 直接蔓延:可侵犯阴道、子宫体、宫旁组织和膀胱、直肠。

② 淋巴道转移:最重要和最常见的途径。

③ 血道转移:很少,主要转移到肺、骨及肝。

(5) 临床病理联系:阴道不规则出血,接触性出血。

3. 子宫内膜癌(endometrial adenocarcinoma,又称子宫体癌)

(1) 病理变化:多发生于宫底、后壁。

肉眼观察:

① 局限型:占多数,肿瘤多局限于宫底或子宫角,呈息肉状或乳头状突向宫腔。

② 弥漫型:肿瘤可累及整个宫腔,子宫内膜弥漫性增厚,粗糙不平,灰白质脆,易出血坏死或溃疡形成。切面灰白色,质脆。

(2) 组织学类型:最常见为子宫内膜样腺癌,根据癌细胞的分化程度可分为 3 级:

① 高分化腺癌(Ⅰ级):结构很像子宫内膜腺体,管状腺排列拥挤、紊乱,腺体之间极少间质相隔,细胞轻度异型性。

② 中分化腺癌(Ⅱ级):腺体不规则,有较多腺体或微腺体结构,细胞不规则、复层,核异型,可见核分裂。

③ 低分化腺癌(Ⅲ级):大部分区域为实心片状或条索状,细胞异型性大,核分裂象多,腺体结构很少。

在分化较好的腺癌中若有化生的良性鳞状细胞团,称腺棘皮癌。腺癌组织中混有恶性鳞状上皮,则称为腺鳞癌。

(3) 扩散:

① 直接蔓延。

② 淋巴道转移:主要途径。

③ 血道转移:肺、肝、骨等。

4. 滋养层细胞疾病(gestational trophoblastic disease,GTD)

包括葡萄胎、侵蚀性葡萄胎、绒毛膜癌、胎盘部位滋养细胞肿瘤,如表 10-1 所示。

表 10-1　葡萄胎、侵蚀性葡萄胎、绒毛膜癌、胎盘部位滋养细胞肿瘤的异同

	葡萄胎	侵蚀性葡萄胎	绒毛膜癌	胎盘部位滋养细胞肿瘤
肉眼观察	子宫增大,宫腔内含大量薄壁透明囊性葡萄状物,有细蒂相连。部分性葡萄胎则有部分正常绒毛	在子宫肌壁内可见大小不等的水泡状组织侵入的病灶,有时在子宫表面可出现紫蓝色结节。子宫腔内可见多少不等的水泡状物。也可以脱落消失	以出血性坏死为特点,肿瘤常深藏在子宫壁内,也可呈息肉状,突入宫腔、表面有溃烂。切面见暗红肿块充塞宫腔,或浸润肌层,还可穿透子宫浆膜引起腹腔内出血,肿瘤可单个或多个,与周围组织有分界线	肿瘤呈微小息肉至巨块状,位于宫腔内突向宫底、宫体或宫角处,有的主要浸润宫壁,使子宫增大。切面呈紫红或棕褐色、质韧,常有灶性出血,偶见坏死。浸润深浅不一,常达宫壁深肌层,甚至达浆膜外
镜下观察	① 绒毛因间质水肿而扩大,形成水泡状;② 间质血管消失或有少数无功能性毛细血管;③ 滋养层细胞不同程度增生	① 绒毛因间质水肿增大,形成水泡状;② 间质血管消失或有少数无功能性毛细血管;③ 滋养层细胞增生显著并有细胞异型;④ 侵入子宫肌层,可发生转移	① 滋养层细胞高度增生,异型明显,癌细胞呈团、片排列,常见核分裂象;② 不形成绒毛结构;③ 常广泛侵犯宫壁肌层,病灶周围常有大片出血坏死	瘤细胞主要为中间型滋养层细胞,常以单个、条索或片块状侵犯宫内膜及肌束。无绒毛存在。细胞滋养层细胞和合体滋养层细胞较少,多为局部浸润
临床观察	① 子宫明显增大,胎儿死亡,听不到胎音;② 绒毛膜促性腺激素(HCG)明显增多;③ 可发展为绒癌	① 阴道不规则出血,持续或间断性;② HCG持续增多;③ 可转移至阴道、外阴,少数可转移至肺、脑等处	① 阴道不规则出血,持续或间断性;② HCG持续增高;③ 血道转移至肺、阴道、脑、肝、脾、肾等。淋巴道转移极少	本瘤预后相差较悬殊,大多数患者经手术后能长期存活,少数可发生脑及肺转移

5. 卵巢浆液性肿瘤(serous cystadenoma)

来源于体腔上皮,形成囊状肿块,含有澄清稀薄浆液,单房或多房性。内壁可有乳头状突起。

(1)浆液性囊腺瘤:多为单房性,囊壁为纤维性,可有乳头状突起,内衬单层立方或柱状上皮,无异型性,无浸润,无砂粒体。

(2)交界性卵巢浆液性囊腺瘤:乳头状突起,丰富而广泛,细胞 2～3 层,不超过 3 层,乳头分支较稠密,核异型及分裂象易见(<1～2/10 HPF)。

(3)浆液性囊腺癌:囊内外有乳头状突起,多为菜花状,细胞多于 3 层,分支密集,有明显异型性,核分裂象多见,有包膜和间质浸润,砂粒体多见。

6. 卵巢黏液性肿瘤(mucinous tumors)

来源于体腔上皮,可分泌黏液,有良性、交界性和恶性三种。肉眼观察:良性的表面光滑,可为单房或多房,一般无乳头,囊内含黏液,内壁光滑。如囊内壁出现较多乳头或实性结节、有出血坏死、囊内含血性混浊液体,则可能为恶性。

（1）黏液性囊腺瘤：良性，囊壁上皮似单层的子宫颈型黏液柱状上皮或相似肠的有明显杯状细胞的黏液上皮。

（2）交界性囊腺瘤：上皮呈丛状矮乳头生长，层次增多，一般不超过3层，有轻度到中度细胞异型性，但无间质浸润及被膜浸润。

（3）黏液性囊腺癌：细胞有明显异型性，细胞层次明显增加超过3层。腺体及乳头较复杂，可呈生芽状或搭桥样，并有明显间质浸润。此瘤一般无砂粒体形成。

注：黏液性肿瘤有时可穿破囊壁，使黏液上皮种植在腹膜上继续生长，并分泌黏液，形成腹膜假黏液瘤。

7. 乳腺癌

好发部位：约半数发生于乳腺外上象限，其次为乳腺中央区和其他象限。

分类：可分为导管癌及小叶癌两型。根据是否浸润，又分为非浸润性癌（原位癌）及浸润性癌等。

（1）非浸润性癌（noninvasive carcinoma，原位癌）：可分为导管内原位癌及小叶原位癌。

① 导管内原位癌（intraductal carcinoma in situ）：导管内原位癌发生于中、小导管，癌细胞局限于导管内，管壁基底膜完整。

A. 粉刺癌（comedo carcinoma）：

大体：切面可见扩张的导管，内含坏死物质。因挤压导管时切面上可见坏死物质，像粉刺一样被挤出来而得名。

镜下观察：癌细胞体积较大，多形性，有丰富的嗜酸性胞浆，核不规则，核仁明显，细胞排列常呈实心团块。中央有大的坏死灶是其特征，也可以是单个瘤细胞坏死。坏死区常见粗大钙化灶。围绕癌导管常出现间质纤维化及慢性炎细胞浸润。

B. 非粉刺型导管内癌（noncomedo intraductal carcinoma）：

镜下观察：非粉刺型导管内癌的癌细胞比粉刺癌细胞小，细胞有异型，因肌上皮消失而失去双层结构，常呈单层排列。可排列呈各种结构，构成原位乳头状癌、筛状导管原位癌或实性导管原位癌及管状型导管内原位癌等。周围无明显间质纤维化。

② 小叶原位癌（lobular carcinoma in situ）：小叶原位癌来自小叶的终末导管及腺泡，主要累及小叶，癌细胞局限于管泡内，未穿破基底膜，小叶结构存在。

肉眼观察：无明显特征，常是在乳腺切除标本中无意发现。

镜下观察：小叶结构紊乱，小叶内的细胞增生形成了实性巢。癌细胞较小，一致，圆形核。有时可见局灶坏死及大汗腺化生等。

③ 佩吉特病（Paget's disease）：又称湿疹样癌，因乳头和乳晕可见渗出和浅表溃疡，类似湿疹而得名。

（2）浸润性癌（invasive carcinoma）：是指癌细胞穿破乳腺导管或腺泡的基底膜而侵入间质的一种癌。

① 浸润性导管癌（invasive ductal carcinoma）：是乳腺癌中最常见的一种类型，占乳腺癌约70%。

肉眼观察:肿瘤界限不清,灰白色、坚硬。切面有沙砾感,有放射状小梁,从癌实质向四周脂肪伸展而呈明显星状或蟹足状。位于乳头下的癌肿,如累及大导管又伴有大量纤维组织增生时,由于纤维组织收缩,可使乳头下陷。癌组织如在真皮淋巴管内扩散,可阻塞淋巴管,导致皮肤水肿,毛囊汗腺处的皮肤因受皮肤附件牵引而相对下陷,造成皮肤呈橘皮样外观。晚期可侵犯深筋膜和胸壁肌肉,使肿块固定。

镜下观察:癌组织及癌细胞形态多样。一般是在致密的纤维组织间质中可见癌组织排列成不规则巢状或条索状,腺管结构可有可无,核分裂象多见。常有灶性坏死或钙化。

② 浸润性小叶癌(invasive lobular carcinoma):小叶原位癌的癌细胞突破基底膜向间质浸润性生长即为浸润性小叶癌。

肉眼观察:肿瘤往往边界不清,质坚硬,切面灰白色。

镜下观察:典型的浸润性小叶癌特征是单行癌细胞呈线状浸润于纤维间质中。癌细胞较小,大小一致,核大小也较一致,胞质很少,核仁不明显,核分裂象少。约有10%乳腺浸润性癌是浸润性导管癌与浸润性小叶癌并存。浸润性小叶癌的预后较差。

③ 特殊类型癌:髓样癌伴大量淋巴细胞浸润,黏液癌,小管癌,乳腺炎样癌等。

乳腺癌主要转移途径:直接蔓延,淋巴道转移,血道转移。

【实验内容】

1. 标本观察

(1) 子宫颈癌,浸润型(carcinoma of cervix, infiltrating type)

本病常见于中老年妇女,临床有阴道流液、白带增多及接触性出血等表现。

图 10-1 标本为全子宫。宫颈显著肥大,切面均为灰白色癌组织(见箭头所示),质硬。癌组织沿颈管向宫体蔓延。

(2) 子宫颈癌,菜花型(cauliflower-like type)

图 10-2 标本为全子宫及双侧附件,已对剖((a)为固定后标本,(b)为新鲜标本)。宫颈外口见一菜花状或结节状肿物

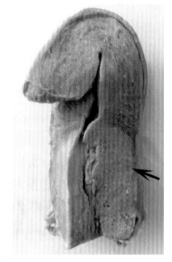

图 10-1

突起,切面灰白色,基底较宽,与周围分界较明显(见箭头所示),表面粗糙,本型需注意有无伴随病变。

思考:为什么菜花型宫颈癌相对于浸润型宫颈癌预后好?

(3) 子宫体癌(carcinoma of corpus uterus)

图 10-3 标本为全子宫及双侧附件。子宫底部及后壁见一结节状或菜花状肿物,表面粗糙不平。灰白色癌组织已侵及肌层深部,并向下侵及宫颈管。

(4) 子宫葡萄胎(hydatidiform mole of uterus)

图 10-4 标本均为子宫及双侧附件。子宫显著增大,宫腔内充满薄壁透明或半透明的囊状水泡,彼此由纤细的纤维性条素相连成串,状似葡萄,水泡大小不一。直径 0.1~1.0 cm。

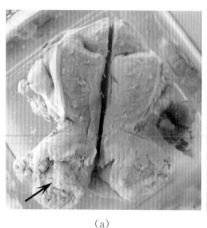
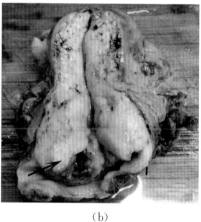

(a)　　　　　　　　　　　　　(b)

图 10-2

双侧卵巢均轻度肿大。

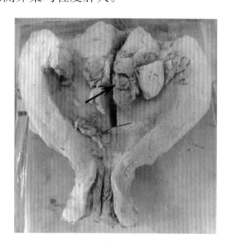
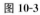
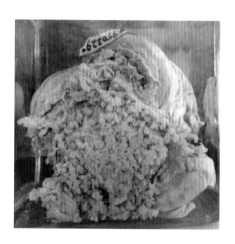

图 10-3　　　　　　　　　　　　图 10-4

思考:绝经后的妇女会患葡萄胎或侵袭性葡萄胎或绒毛膜癌吗?

(5) 子宫侵袭性葡萄胎(invasive mole of uterus)

图 10-5 所示为全子宫标本。水泡状绒毛(hydropic villi)已侵入肌层(见箭头所示),形成局限性结节。

(6) 子宫绒毛膜癌(choriocarcinoma of uterus)

图 10-6 所示为子宫及双侧附件标本。于子宫后壁或宫底见有紫红色出血性结节(见箭头所示),请注意观察其大小,伴双侧卵巢卵泡膜黄素囊肿。

思考:癌是上皮组织来源的恶性肿瘤,常以淋巴道转移为主;而有几种类型的癌首选血道转移,这几种癌分别是?

(7) 乳房浸润性导管癌(infiltrating ductal carcinoma of breast)

注意观察肿瘤有无包膜及坏死,腋窝淋巴结有无肿大。

图 10-7 所示为乳房癌标本,已对剖((a)为固定后标本;(b)为新鲜标本)。乳房肿块边界不清楚,灰白色(见箭头所示)。

思考:乳房癌时皮肤呈橘皮样外观的机制是什么?

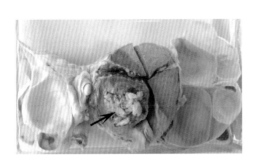
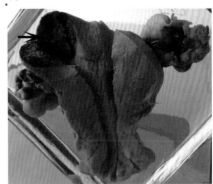

图 10-5　　　　　　　　　　　　　　　　　　　图 10-6

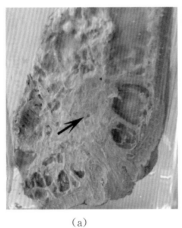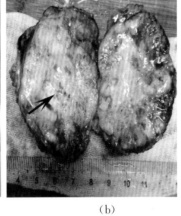

(a)　　　　　　　　　　　　　　　　　(b)

图 10-7

(8) 乳房黏液癌(colloid carcinoma of breast)

图 10-8 所示为乳房切除标本,已对剖。肿瘤切面灰白,半透明,胶胨样。大部分区域伴出血、坏死。

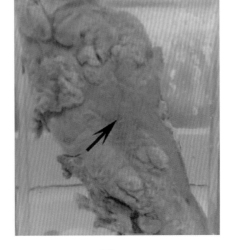

图 10-8

2. 切片观察

（1）葡萄胎（hydatidiform mole），如图 10-9 所示。

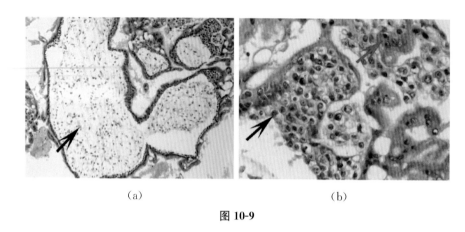

图 10-9

低倍（见图 10-9(a)）：绒毛间质高度水肿，绒毛体积大（见箭头所示）；绒毛间质内血管消失；滋养层上皮细胞增生。

高倍（见图 10-9(b)）：细胞滋养层（郎罕氏）细胞呈立方形，胞质透亮，胞膜清楚，核居中，圆形，呈细颗粒状（黑箭头所示）。合体滋养层细胞大，形状不规则，多核，胞质丰富，分界不清（见红箭头所示）。两种细胞常相互掺杂，数量不等。

（2）子宫绒毛膜癌（choriocarcinoma of uterus），如图 10-10 所示。

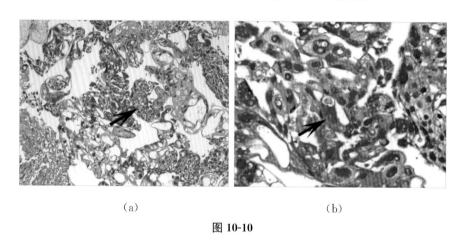

图 10-10

低倍（见图 10-10(a)）：子宫肌层内见出血性结节；于出血、坏死结节内见成片的异型滋养层细胞（见箭头所示）；肌层有溶解、破坏，未查见水泡状绒毛。

高倍（见图 10-10(b)）：观察绒癌细胞异型情况（见箭头所示），试区别合体滋养细胞与细胞滋养层细胞。

（3）乳房导管内癌（intraductal carcinoma of breast）伴早期浸润，如图 10-11 所示。

低倍（见图 10-11(a)）：癌巢呈扩大的腺管状，部分癌细胞呈低乳头状突起；癌细胞成分单一、形态一致，异型性不甚明显，但层次增多，呈实性乳头状或筛状，极性紊乱。肌上皮细胞消失；导管内可见红染无结构之坏死物质；部分区域见癌巢呈出芽状向间质浸润。

高倍(见图 10-11(b))：注意观察导管基底膜和肌上皮情况,找出芽状浸润病灶。

注：坏死对乳房导管内癌诊断有重要意义。此坏死物于切面可被挤出,状如皮肤粉刺,亦称为粉刺癌。乳房导管原位癌但若多取材,常可查见间质浸润,且亦可伴腋窝淋巴结转移。若仅突破导管基底膜,开始向间质内浸润、生芽者,称导管癌早期浸润。

思考：导管内癌容易发生转移吗?

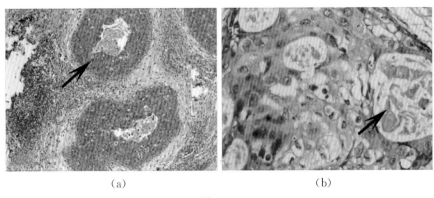

(a)　　　　　　　　　　　　　　(b)

图 10-11

(4) 乳房浸润性导管癌(infiltrating ductal carcinoma of breast),如图 10-12 所示。

低倍(见图 10-12(a))：癌细胞呈实性团块状或小条索状,浸润于纤维间质中,实质与间质量大致相等。

高倍(见图 10-12(b))：癌细胞多形性,核异型性明显,核分裂象多见。

诊断要点：癌细胞呈实性团块或条索状;癌实质与间质量大致相等。

思考：乳腺癌的转移途径是什么? 为什么乳腺癌患者根治术后容易上肢水肿?

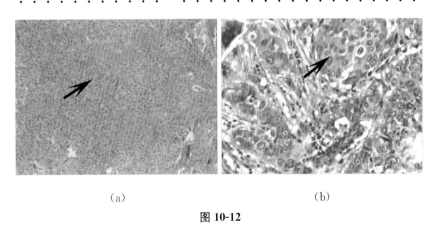

(a)　　　　　　　　　　　　　　(b)

图 10-12

(5) 髓样癌(medullary carcinoma),如图 10-13 所示。

低倍(见图 10-13(a))：癌组织由弥漫分布的癌细胞组成,其间有少量纤维结缔组织。间质中有较多淋巴细胞浸润。

高倍(见图 10-13(b))：癌细胞呈多角形或梭形,大小不一,核深染,可见核分裂象。

诊断要点：A. 癌组织实质多,间质少,癌细胞多呈大片状癌巢,间质纤维组织稀少;B. 癌细胞体积大,核大而圆;C. 可见病理性核分裂象。D. 典型髓样癌间质内有多量淋巴细胞浸润,为机体免疫反应的表现,此型预后较好。

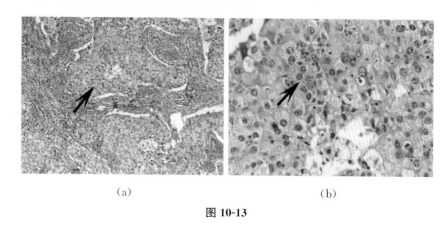

(a)　　　　　　　　　　　　(b)

图 10-13

复习自测题

一、简答题

1. 子宫颈癌有哪些病理类型? 如何蔓延和转移? 会引起哪些后果?
2. 试从病理学角度比较葡萄胎、侵袭性葡萄胎及绒毛膜癌的异同点。
3. 乳腺癌的分类有哪些? 常见的组织学类型有哪些? 如何扩散和转移?
4. 完全性葡萄胎与部分性葡萄胎有何区别?
5. 简述子宫颈癌的临床分期。
6. 简述子宫颈上皮内瘤变的分级、意义和预后。

二、临床病理讨论

胸痛、恶病质,肝、肺及子宫肿瘤

[病史摘要]

女,44 岁。全身不适、伴发热一月余。近来左胸痛呈针刺样,并向左肩背部放射。胸闷、咳嗽、无咯血。

体检:全身明显消瘦,恶病质。胸廓对称,左侧叩诊浊音,呼吸音降低;右侧可闻及干啰音。心界不大。肝肋下一指。X 线于两肺见数个边界不清的密度增高阴影。

实验室检查:血 WBC 9.75×10^9/L, N 0.73, L 0.18, M 0.09;RBC 3.8×10^{12}/L;Hb 110 g/L;胸水为血性,蛋白含量高,未查见癌细胞。

入院后:经各种治疗无效,病情日趋加剧,于一月后死亡。

[尸检主要发现]

双侧胸腔均见血性积液。左侧约 200 ml,深红色;右侧 500 ml,淡红色。胸膜显著增厚,致部分胸腔闭塞。分离胸膜,见脏层满布出血性肿瘤结节;壁层亦然,但尚未侵及肋骨。切面:两肺内见许多圆形的出血性结节,散在分布,境界清楚;其直径左侧为 1.5~6 cm,右侧为 0.5~1 cm。横膈左侧胸膜面亦见一巨大肿块 12 cm×10 cm×3 cm,中央略凹陷,周围有数个卫星状结节,直径约 1 cm。其相对之膈面为密集的小结节,形状不规则,共约 4 cm×3 cm×1 cm。镜检:各处结节均为大片出血、坏死组织,在边缘尚可见一些恶性瘤细胞。部分瘤细胞边界清楚,胞浆空淡,核圆,染色较淡;部分瘤细胞较大,呈合体状,形状不规则,胞浆较红染,多核,深染。两种瘤细胞混杂在一起,排列呈片块状或条索状。间质为血窦。

心脏被瘤组织推向右侧,相应之心包壁层受累。心包腔积液,淡黄色,约 200 ml。

腹腔有血性积液约 500 ml;大网膜覆盖于肝右叶及横结肠处。

肝左叶外上段脏面见一葫芦形结节,3 cm×2 cm,性状同上。

子宫左上角肌层内见紫红色小结节,直径 0.4 cm,宫体略增大。宫颈、阴道无异常发现。妊娠及生育史不详。

［讨论］

(1) 做出主要病理诊断。

(2) 解释各脏器病变之发展演变过程。

(3) 试以病理变化联系主要临床表现。

(4) 讨论其鉴别诊断。

陶仪声　柴大敏

第11章 内分泌系统疾病

【学习要求】

(1) 掌握甲状腺肿、甲状腺炎、甲状腺腺瘤及甲状腺癌的类型与病理变化。

(2) 了解甲状腺肿、甲状腺炎、甲状腺腺瘤及甲状腺癌的临床与病理联系,了解甲状腺肿、甲状腺炎、甲状腺腺瘤及甲状腺癌的原因。

【理论内容提要】

1. 弥漫性非毒性甲状腺肿(diffuse nontoxic goiter)

(1) 病因与发病机制

① 缺碘:缺碘→甲状腺素合成减少→TSH 分泌增加→甲状腺滤泡上皮增生

② 致甲状腺肿因子的作用:

A. 水中大量钙、氟→肠道碘吸收减少,且滤泡上皮细胞质中钙离子增多→甲状腺分泌受抑制。

B. 某些食物抑制碘化物在甲状腺内运送。

C. 硫氰酸盐及过氧酸盐妨碍碘向甲状腺聚集。

D. 某些药物抑制碘离子的浓集或碘离子有机化。

③ 高碘:碘摄入过高→过氧化物酶的功能基团被过多占用→影响酪氨酸氧化→碘的有机化过程受阻→甲状腺代偿性肿大。

④ 遗传与免疫。

(2) 病理变化:分三期。

① 增生期,又称弥漫性增生性甲状腺肿(diffuse hyperplastic goiter)。

大体:甲状腺弥漫性对称性中度肿大,一般不超过 150 g,表面光滑。

镜下观察:滤泡上皮增生呈立方或低柱状,伴小滤泡和小假乳头形成,胶质减少,间质充血。甲状腺功能无明显改变。

② 胶质贮积期,又称弥漫性胶样甲状腺肿(diffuse colloid goiter)。

大体:甲状腺弥漫性对称性显著增大,重 200～300 g,有的可达到 500 g 以上,表面光滑,切面淡褐色或棕褐色,半透明胶冻状。

镜下观察:部分上皮增生,可有小滤泡和小假乳头形成,大部分滤泡上皮复旧变扁平,滤泡腔高度扩大,腔内大量胶质贮积。

③ 结节期,又称结节性甲状腺肿(nodular goiter)。

大体：甲状腺不对称结节状增大，结节大小不一，有的边界清楚，多无完整包膜，切面可有出血、坏死、囊性变、钙化和疤痕形成。

镜下观察：部分滤泡上皮呈柱状或乳头状增生，小滤泡形成；部分上皮复旧或萎缩，胶质贮积，间质纤维组织增生、间隔包绕形成大小不一的结节状病灶。

2. 弥漫性毒性甲状腺肿(diffuse toxic goiter)

（1）病理变化

大体：甲状腺弥漫性对称性增大，表面光滑，质较软，切面灰红分叶状，胶质少，棕红色，质如肌肉。

镜下观察：① 滤泡上皮呈高柱状，有的呈乳头状并有小滤泡形成。

② 滤泡腔内胶质稀薄，周边出现大小不一的上皮细胞的吸收空泡。

③ 间质血管丰富、充血，淋巴组织增生。

（2）病因及发病机制

① 被认为是一种自身免疫性疾病，依据如下：

A. 血中球蛋白增高。

B. 血中存在与 TSH 受体结合的抗体。

② 可能与遗传有关。

③ 有的因精神创伤，可能干扰了免疫系统而促进自身免疫疾病的发生。

3. 甲状腺功能低下(hypothyroidism)

（1）概念：是甲状腺素合成和释放减少或缺乏而出现的综合征。

（2）甲状腺功能低下可发生克汀病或呆小症、黏液水肿。

4. 甲状腺炎

（1）亚急性甲状腺炎(subacute thyroiditis)：又称肉芽肿性甲状腺炎(granulomatous thyroiditis)，巨细胞性甲状腺炎(giant cell hyroiditis)。这是一种与病毒感染有关的巨细胞性或肉芽肿性炎症。

病理变化：

大体：甲状腺呈不均匀结节状，轻至中度增大，质实，橡皮样。切面呈灰白或淡黄色，可见坏死和瘢痕，常与周围组织有粘连。

镜下观察：病变呈灶状分布，范围大小不一，发展不一致，部分滤泡破坏→胶质外溢→引起巨细胞性肉芽肿，似结核结节，但无干酪样坏死。

（2）慢性甲状腺炎：分类及病变。

① 慢性淋巴细胞性甲状腺炎(chronic lymphocytic thyroiditis)：又称桥本甲状腺炎(Hashimoto's thyroiditis)这是一种自身免疫性疾病，中年女性多见，出现甲状腺无毒性弥漫性肿大。

（3）病理变化：

大体：甲状腺弥漫性对称性肿大，略呈结节状，质较韧，重量一般为 60～200 g，被膜轻度增厚，与周围组织无粘连，切面呈分叶状，色灰黄灰白。

镜下观察：甲状腺实质广泛破坏、萎缩，大量淋巴细胞及不等量的嗜酸性粒细胞浸润、淋巴滤泡形成、纤维组织增生,有时可出现多核巨细胞。

② 慢性纤维性甲状腺炎(chronic fibrous thyroiditis):又称 Riedel 氏甲状腺肿或慢性木样甲状腺炎(chronic woody thyroiditis),因甲状腺呈结节状、质硬如木而得名,少见,原因不明。

病理变化:

大体:甲状腺中度肿大,病变范围和程度不一,病变呈结节状,质硬似木样,与周围组织明显粘连,切面灰白。

镜下观察:甲状腺滤泡萎缩,小叶结构消失,大量纤维组织增生、玻璃样变,少量淋巴细胞浸润。

5. 甲状腺腺瘤(thyroid adenoma)

(1) 概念:甲状腺滤泡上皮发生的一种常见的良性肿瘤。

(2) 临床:中青年女性多见,无意中发现颈部肿块,可随吞咽活动而上下移动,生长缓慢。

(3) 病理变化:

大体:单发性,圆或类圆形肿块,有完整的包膜,直径 3~5 cm,常压迫周围组织。

切面:实性,灰红色或棕黄色,可伴有出血坏死、囊性变、钙化和纤维化,包膜完整。根据肿瘤组织形态学特点分类如下:

① 单纯型腺瘤(simple adenoma):肿瘤包膜完整,由大小较一致、排列拥挤、内含胶质,与成人正常甲状腺相似的滤泡构成。

② 胶样型腺瘤(colloid adenoma):由大滤泡或大小不一的滤泡构成,滤泡内充满胶质,并可互相融合成囊,肿瘤间质较少。

③ 胎儿型腺瘤(fetal adenoma):由小而一致,仅含少量胶质或没有胶质的小滤泡构成,上皮细胞为立方形,似胎儿甲状腺组织,间质水肿黏液样。此型易发生出血、囊性变。

④ 胚胎型腺瘤(embryonal adenoma):瘤细胞小,大小较一致,分化好,呈片状或条索状排列,偶见不完整的小滤泡,无胶质,间质疏松呈水肿状。

⑤ 嗜酸粒细胞腺瘤(acidophilic cell type adenoma):较少见,瘤细胞大而多角形,核小,胞质丰富、嗜酸性,内含嗜酸性颗粒。

⑥ 非典型腺瘤(atypical adenoma):瘤细胞丰富,生长较活跃,有轻度非典型增生,可见核分裂象。瘤细胞排列呈索状或巢片状,很少形成完整滤泡,间质少,无包膜和血管侵犯。

(4) 甲状腺腺瘤与结节性甲状腺肿的区别(见表 11-1)。

表 11-1   甲状腺腺瘤与结节性甲状腺肿的比较

	甲状腺腺瘤	结节性甲状腺肿
数目	单发	多发
包膜	有完整包膜	无完整包膜
滤泡	大小不一,较正常小,结节内外病变不同,结外组织正常	大小较一致,较正常大,结节内外病变相似
压迫	压迫周围组织	不压迫周围组织

6. 甲状腺癌(thyroid carcinoma)

(1) 乳头状癌(papillary carcinoma)(占 60%)

① 临床特点:最常见,青少年女性多,恶性程度低,愈合好,10 年存活率为 80%以上,肿瘤大小和是否有远处转移与生存率有关,而是否有局部淋巴结转移与生存率无关,但局部淋巴结转移比较早。

② 病理变化:

大体:肿瘤呈圆形,直径一般为 2~3 cm,无包膜,质地较硬,切面灰白,部分病例有囊形成,囊内可见乳头,故称为乳头状囊腺癌,肿瘤常伴有出血、坏死、纤维化和钙化。

镜下观察:甲状腺滤泡上皮乳头状增生,乳头分支多,乳头上皮可单层或复层,癌细胞分化程度不一,癌细胞核呈透明或毛玻璃状。纤细的乳头间质内常见同心圆状钙化小体,即砂粒体。

乳头状癌有时以微小癌出现,癌直径小于 1 cm 临床称为"隐匿性癌",预后较好,远处转移也少见。

(2) 滤泡性癌(tollicular carcinoma)

① 临床特点:40 岁以上女性多见,恶性程度高,预后差,早期血道转移。

② 病理变化:

大体:结节状,包膜不完整,边界较清楚,切面灰白,质较软。

镜下观察:由分化程度不同的滤泡组成,分化好者与腺瘤难以区别,包膜和血管侵犯是诊断依据;分化差者,呈实性巢,片状,滤泡少而不完整。

(3) 髓样癌(medullary carcinoma)

① 临床特点:少见(占 5%~10%),40~60 岁为高发年龄,滤泡旁细胞来源的恶性肿瘤,又称 C 细胞癌。属 APUD 瘤范畴。90%的肿瘤分泌降钙素及其他多种激素。

② 病理变化

大体:单发或多发性肿块,有假包膜,体积 1~11 cm 不等,切面灰白或黄褐色,质实而软。

镜下观察:瘤细胞呈圆形,多角形或梭形;核呈圆形或卵圆形,核仁不明显;瘤细胞排列成实体、片、巢状、乳头状、滤泡状;间质中常有淀粉样物质。电镜:胞浆内有神经分泌颗粒。

(4) 未分化癌(undifferentiated carcinoma)

① 临床:较少见,多发生在 50 岁以上,女性较多见,生长快,早期浸润和转移,恶性程度高,预后差。

② 病理变化

大体:肿块不规则,无包膜,广泛浸润和破坏。切面灰白,常有出血、坏死。

镜下观察:癌细胞大小、形态、染色深浅不一,核分裂象多。

组织学上根据癌细胞大小和形态可分为小细胞型、巨细胞型、梭形细胞型和混合型。

(5) 甲状腺癌的组织学类型及其病理特征(见表 11-2)。

表 11-2　甲状腺癌的组织学类型及其病理特征

类型	结构	细胞特征	其他特征
乳头状腺癌	乳头状结构	立方或矮柱状,核透明或毛玻璃状	间质有砂粒体
滤泡性腺癌	滤泡状结构	呈嗜酸性	侵犯包膜及血管
未分化癌	无乳头、滤泡结构	以梭形细胞为主,异型显著,呈肉瘤样	常有巨核细胞,有多核巨细胞
髓样癌	簇状、条索状结构	圆形,多角形或梭形瘤细胞	间质内有淀粉样物质和钙盐沉着

【实验内容】

1. 标本观察

(1) 弥漫性增生性甲状腺肿(diffuse proliferative goiter),如图 11-1 所示。

标本为切除的甲状腺,甲状腺呈弥漫性肿大,表面光滑。

(2) 弥漫性胶样甲状腺肿(diffuse colloid goiter),如图 11-2 所示。

标本为切除的甲状腺,甲状腺呈弥漫性肿大,表面光滑。无结节形成,质地较软,切面呈半透明,枣红色,仔细观察可见滤泡扩大,由纤细的结缔组织分隔。

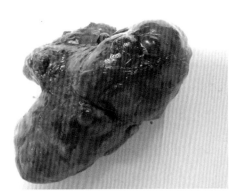

图 11-1

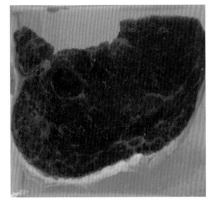

图 11-2

(3) 结节性甲状腺肿(nodular goiter),如图 11-3 所示。

标本为切除之甲状腺,甲状腺肿大,有许多结节,大小不一,境界清楚,无包膜或包膜不完整,结节内常发生出血、坏死及囊性变。

(4) 甲状腺腺瘤(thyroidadenoma),如图 11-4 所示。

标本为单纯切除之腺瘤或次全切除之甲状腺叶,肿瘤呈球形,包膜完整,肿瘤中央可见出血、坏死和囊性变。

(5) 甲状腺乳头状癌(papillary carcinoma of thyroid),如图 11-5 所示。

标本为对剖之甲状腺,甲状腺组织内见圆形肿块,无包膜,分界尚清,切面灰白色,细乳头状(或颗粒状)。

注意:瘤体有无侵犯包膜。

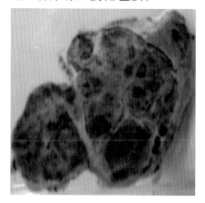

图 11-3

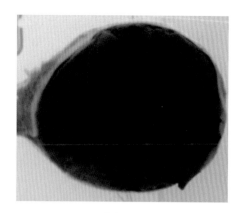

图 11-4

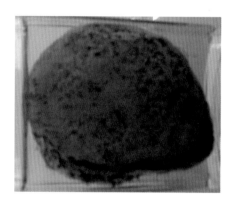

图 11-5

2. 切片观察

(1) 甲状腺腺瘤(thyroid adenoma),如图 11-6 和图 11-7 所示。

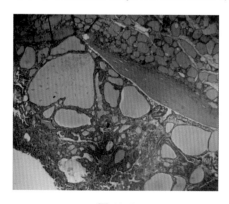

图 11-6

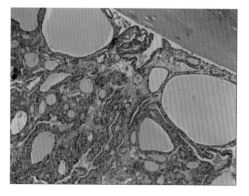

图 11-7

　　瘤组织由增生的腺泡组成,腺泡大小不一,胶质含量不等,部分区域间质丰富,疏松,呈水肿样。周围有纤维性包膜,瘤旁甲状腺组织受挤压。

(2) 甲状腺乳头状癌(papillary carcinoma of thyroid),如图 11-8、图 11-9 和图 11-10

所示。

　　低倍镜：瘤细胞呈细乳头状排列，间质为纤细的纤维脉管束，有些区域间质可见少数深蓝色同心圆状砂粒体。

　　高倍镜：瘤细胞形态较一致，核空淡，呈毛玻璃样。

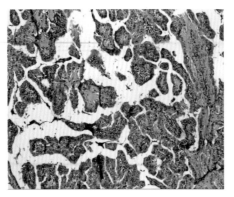

图 11-8

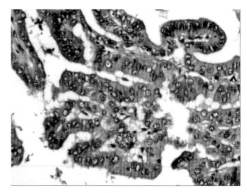

图 11-9

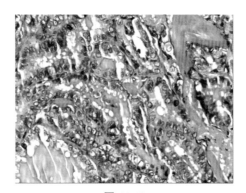

图 11-10

复习自测题

一、名词解释

微小癌

二、简答题

1. 试比较甲状腺腺瘤与结节性甲状腺肿有何区别。

2. 阐述非毒性甲状腺肿的病因及主要病理变化。

3. 简述甲状腺乳头状癌的组织学特点。

4. 阐述甲状腺癌的病理组织学类型与预后的关系。

蔡兆根　李　楠

第 12 章　传染病与寄生虫病

【学习要求】

(1) 掌握结核病的基本病理变化与转化规律、原发性肺结核的病变特点和继发性肺结核类型及其主要病变特点、常见肺外结核病的病理变化特点、肺结核病血源播散所致的病变、肠道传染病(伤寒、菌痢、阿米巴病)的病理变化与病变发展过程,熟悉其临床病理联系、神经系统传染病(流脑、乙脑)的病理变化及其临床病理联系、性传播疾病的概念、尖锐湿疣及艾滋病的病理特征及其临床表现与传播途径。

(2) 了解肠道传染病的肠外病变。

【理论内容提要】

1. 结核病(tuberculosis)

(1) 结核杆菌(tubercle bacillus)的成分及其致病作用

① 脂质(lipid):如索状因子(cord factor)、蜡质 D(wax D)等与细菌毒力有关,脂质能保护菌体不被消灭。

② 蛋白(protein):具有抗原性,使机体发生变态反应,促进结核结节(tubercle)形成。

③ 多糖类:参与变态反应。

(2) 结核病的基本病理变化

① 以渗出(exudation)为主的病变:以浆液及纤维素渗出为主,主要发生在结核性炎症早期或机体抵抗力低下,细菌多,毒力强或变态反应较强时。

② 以增生(proliferation)为主的病变:结核结节形成。

由上皮样细胞(epithelioid cell),郎罕斯巨细胞(Langhans giant cell)及多少不等的淋巴细胞、纤维母细胞共同构成。

典型者结节中央有干酪样坏死(caseous necrosis)。

见于细菌量少、毒力较低或机体免疫反应较强时。

③ 以坏死(necrosis)为主的病变:干酪样坏死,见于细菌极多、毒力强、机体抵抗力低或变态反应强烈时。

(3) 基本病理变化的转化规律

① 转向愈合:吸收、消散;纤维化、钙化。

② 转向恶化:浸润进展;溶解播散。

（4）肺结核病（pulmonary tuberculosis）

① 原发性肺结核病（primary pulmonary tuberculosis）

病变特点：原发综合征（primary complex）形成

A. 肺内原发病灶（通气较好的肺上叶下部或下叶上部近胸膜处，1～1.5 cm 灰白实变灶）。

B. 结核性淋巴管炎。

C. 肺门淋巴结结核。

X 线：哑铃状阴影。

扩散方式：以淋巴道播散、血道播散为主。

② 继发性肺结核病（secondary pulmonary tuberculosis）的类型及特点

Ⅰ. 局灶型肺结核（focal pulmonary tuberculosis）：多在肺尖形成小病灶，多以增生性病变为主。属非活动性肺结核。

Ⅱ. 浸润型肺结核（infiltrative pulmonary tuberculosis）：最常见的活动性、继发性肺结核。多在肺尖形成结节状病灶，病灶较大，以渗出及坏死为主。

Ⅲ. 慢性纤维空洞型肺结核（chronic fibro-cavitative pulmonary tuberculosis）：此型有开放性肺结核（open pulmonary tuberculosis）之称，可成为结核病的传染源。

病变特点：

A. 肺内有一个或多个厚壁空洞。

B. 同侧或对侧肺多灶新旧不同的病灶。

C. 肺组织弥漫纤维化。

Ⅳ. 干酪性肺炎（caseous pneumonia）：病变广泛，以大片干酪样坏死及渗出病变为主。此型病情危重，预后极差，有"白日痨"或"奔马痨"之称。

Ⅴ. 结核球：又称结核瘤（tuberculoma）：直径 2～5 cm，有纤维包裹的孤立的边界清楚的干酪样坏死灶。常位于肺上叶，X 线需要与周围型肺癌鉴别。

Ⅵ. 结核性胸膜炎（tuberculous pleuritis）：分为干性和湿性两种，以湿性常见。湿性者多见于年轻人，主要为浆液纤维素渗出；干性者常发生于肺尖，以增生为主。

表 12-1　原发性和继发性肺结核病的区别

	原发性肺结核病	继发性肺结核病
结核杆菌感染	初次	再次
发病人群	儿童	成人
对结核杆菌的免疫力或过敏性	无	有
病理特征	原发综合征	病变多样，新旧病灶并存，较局限
起始病灶	上叶下部、下叶上部胸膜处	肺尖部
主要播散途径	多为淋巴道或血道	多为支气管
病程	短，大多自愈	长，波动性，需治疗

③ 肺结核病血源播散所致病变

　　Ⅰ. 急性全身粟粒性结核病(acute systemicmiliary tuberculosis)：于肺、肝、脾和脑膜等处见均匀密布大小一致,灰白色,圆形,边界清楚的小结节。镜下以增生为主。临床上病情凶险。

　　Ⅱ. 慢性全身性粟粒性结核病(chronic systemicmiliary tuberculosis)：急性期病程迁延3 周以上,病变性质、大小均不一致,增生、坏死及渗出并存,成人多见。

　　Ⅲ. 急性肺粟粒性结核病(acute pulmonarymiliary tuberculosis)：肺表面和切面见灰黄或灰白色粟粒大小结节。临床起病急骤,有较严重的结核中毒症状。

　　Ⅳ. 慢性肺粟粒性结核病(chronic pulmonarymiliary tuberculosis)：多见于成人,病程长,病变新旧不等、大小不一,以增生为主。

　　Ⅴ. 肺外结核病(extrapulmonary tuberculosis)：可由淋巴道、消化道或血道播散所致。

　　(5) 肺外结核病

　　① 肠结核病(intestinal tuberculosis)：可分为两型。

　　Ⅰ. 原发性肠结核：形成肠原发综合征——由肠的原发性结核性溃疡、结核性淋巴管炎和肠系膜淋巴结结核组成。较少见,常见于小儿,由饮用带菌的牛奶或乳制品感染。

　　Ⅱ. 继发性肠结核：好发于回盲部,分为两型：溃疡型,多见,常形成腰带状溃疡,溃疡长轴与肠腔长轴垂直；增生型,少见,导致肠壁高度肥厚,肠腔狭窄,临床上右下腹可触及肿块,要与肠癌鉴别。

　　② 结核性腹膜炎(tuberculous peritonitis)：青少年多见。溃疡型肠结核病是最常见的原发病灶。病理上分为干性和湿性两型,以混合型多见。湿性以渗出为主；干性特点为纤维素渗出、机化并粘连。

　　③ 结核性脑膜炎(tuberculous meningitis)：儿童多见,常由原发性肺结核血道播散所致,病变以脑底部最明显,以渗出为主。

　　④ 肾结核病(tuberculosis of the kidney)：最常见于 $20\sim40$ 岁男性,单侧性病变多见。病变开始于肾皮髓质交界处或肾锥体乳头,常形成干酪样坏死,排出后形成空洞,并可引起输尿管及膀胱结核。

　　⑤ 生殖系统结核病(tuberculosis of the genital system)：男性和女性分别以附睾结核及输卵管结核最常见。

　　⑥ 骨与关节结核病：多见于儿童和青少年,多由血源播散而来。

　　Ⅰ. 骨结核(tuberculosis of the bone)：多见于脊椎骨、指骨、长骨骨骺。其中脊柱结核(tuberculosis of the spine)最常见,多侵犯第 10 胸椎至第 2 腰椎。分为两型：

　　干酪样坏死型,以干酪样坏死为主,形成"冷脓肿"——坏死物液化后在骨旁形成结核性"脓肿",但是局部并无红、热、痛等表现。

　　增生型,少见,主要形成结核性肉芽组织。

　　Ⅱ. 关节结核(tuberculosis of the joint)：多继发于骨结核,病变始于骨骺或干骺端,发生干酪样坏死。

　　⑦ 淋巴结结核病(tuberculosis of the lymph node)：多见于颈部,病变主要为干酪样坏死和结核结节形成,致淋巴结肿大并彼此粘连。

2. 伤寒(typhoid fever)

(1) 伤寒病的病因与发病机制

① 病因:伤寒杆菌。

② 传播途径:消化道传播,苍蝇为媒介,夏秋季多。

③ 发病机制:伤寒杆菌→胃→小肠→肠壁淋巴组织(回肠末端,巨噬细胞增生、吞噬)→胸导管入血(菌血症)→全身单核巨噬细胞吞噬、细菌繁殖→细菌再次入血→小肠。

(2) 伤寒病的基本病变:急性增生性炎症,以全身单核巨噬细胞系统细胞增生为主要病变,以回肠淋巴组织的病变最明显,形成特征性的伤寒肉芽肿(typhoid granuloma)或伤寒小结(typhoid nodule)。即伤寒细胞(typhoid cell)聚集而成的结节状病灶。

伤寒细胞——由巨噬细胞吞噬伤寒杆菌、淋巴细胞、红细胞或坏死细胞碎屑而形成,具有诊断意义。

(3) 伤寒的病变过程及病理特征

① 肠道病变分四期,每期约持续一周。

Ⅰ. 髓样肿胀期:回肠下段集合和孤立淋巴小结增生、肿胀,向黏膜表面呈圆形、卵圆形隆起,似脑回样。

Ⅱ. 坏死期:淋巴组织及其表面上皮坏死。

Ⅲ. 溃疡期:形成与肠管长轴平行的溃疡,此期易出现并发症。

Ⅳ. 愈合期:肉芽组织修复溃疡。

② 其他病变:肠系膜淋巴结、肝、脾、骨髓的改变为器官肿大、小灶性坏死,伤寒结节形成。胆囊内细菌繁殖,排出肠道,形成带菌者;心肌纤维颗粒变性,甚至坏死;肾小管上皮细胞变性;皮肤玫瑰疹;腹直肌出现蜡样变性(凝固性坏死)。

③ 并发症:肠出血、肠穿孔、支气管肺炎。

(4) 伤寒的临床表现和实验室检查

① 持续高热。

② 相对缓脉。

③ 皮肤玫瑰疹。

④ 脾肿大。

⑤ 消化系统症状。

⑥ 实验室检查。

Ⅰ. 血、骨髓培养:查见伤寒杆菌。

Ⅱ. 粪便细菌培养:查见伤寒杆菌。

Ⅲ. 肥达氏反应(widal reaction):阳性。

Ⅳ. 血白细胞减少:中性粒细胞和嗜酸性粒细胞减少。

3. 细菌性痢疾(bacillary dysentery)

(1) 病因及发病机制

① 病因:痢疾杆菌(dysentery bacterium)。

② 传播途径:消化道传播。

③ 发病机制:痢疾杆菌→胃→大肠(黏膜上皮及固有层)→细菌繁殖、产生毒素(败血症)→肠道炎症反应及全身中毒症状。

(2) 类型及病变特点

① 好发部位:大肠,尤其是乙状结肠和直肠。

② 分型:

Ⅰ. 急性细菌性痢疾(acute bacillary dysentery):乙状结肠和直肠黏膜的急性卡他性炎(黏膜充血水肿)→假膜(pseudomembrane)性炎(灰白污秽的糠皮样物)→假膜脱落,形成"地图状"溃疡。

假膜的成分:由纤维素、坏死的上皮、炎细胞、红细胞、细菌构成。

临床表现:腹痛、腹泻、黏液脓血便、里急后重。

Ⅱ. 慢性细菌性痢疾(chronic bacillary dysentery):病程长,病变新旧不一,反复瘢痕愈合使肠壁增厚、变硬、肠腔狭窄。临床症状时有时无,可成为传染源。

Ⅲ. 中毒性细菌性痢疾(toxic bacillary dysentery):多见于 2～7 岁儿童,全身中毒症状严重,肠道仅有卡他性肠炎及滤泡性肠炎的表现。发病数小时后出现中毒性休克或呼吸衰竭而死亡。

4. 阿米巴病(amoebiasis)

(1) 病原体:溶组织内阿米巴(entamoeba histolytica)原虫。

(2) 肠阿米巴病(intestinal amoebiasis)

① 病变部位:盲肠、升结肠。

② 病变性质:变质性炎。

Ⅰ. 急性期引起肠壁发生液化性坏死,排出后形成口小底大的"烧瓶状"溃疡(flack shaped ulcer),在溃疡边缘可查见阿米巴滋养体。

Ⅱ. 慢性期新旧病变共存,导致肠壁变厚、变硬、肠腔狭窄。

(3) 肠外阿米巴病(extraintestinal amoebiasis)

① 阿米巴肝脓肿(amoebic liver abscess):肝右叶多见,脓肿大小不等,其内容物为棕褐色果酱样物,脓肿壁呈破棉絮状外观。

镜下观察:坏死边缘找到阿米巴滋养体。

② 阿米巴肺脓肿(amoebic lung abscess):少见,多位于右肺下叶,单发,内含咖啡色坏死液化物质。

③ 阿米巴脑脓肿(amoebic brain abscess):极少见,在肺或肝脓肿的基础上血道播散而来。

5. 流行性脑脊髓膜炎(流脑)(epidemic cerebrospinal meningitis)

(1) 病因:脑膜炎球菌(meningococcus)。

(2) 传播途径:呼吸道传播。

(3) 发病机制:脑膜炎双球菌→呼吸道→上呼吸道感染→带菌者;

→抵抗力下降→菌血症(败血症);

→血脑屏障→脑膜炎。

(4)病理变化

大体:脑脊膜血管高度扩张充血,脓性渗出物覆盖着脑沟脑回导致其结构模糊不清。炎性渗出物阻塞→脑积液回流受阻→脑室扩张。

镜下观察:蛛网膜下腔增宽,其中血管扩张充血,大量中性粒细胞及纤维蛋白渗出,少量单核细胞、淋巴细胞浸润。

(5)临床病理联系

① 脑膜刺激症状

Ⅰ. 颈项强直——炎症累及脊神经根周围的蛛网膜及软脑膜,脊神经根通过椎间孔受压,颈项和背部肌肉运动时疼痛,因而颈部肌肉发生保护性痉挛而呈僵硬紧张状态。在婴幼儿,腰背部肌肉保护性痉挛,形成角弓反张(episthiotonus)。

Ⅱ. 屈髋伸膝征(Kernig sign)阳性——腰骶尾神经后根受炎症压迫,屈髋伸膝时,坐骨神经受牵拉,引起腰神经根受压而疼痛。

② 颅内压升高症状:头痛,喷射性呕吐,视神经乳头水肿,前囟饱满(小儿)。

③ 脑脊液改变:压力升高,浑浊不清,含大量脓细胞,蛋白质增多、糖降低,涂片和细菌培养可找到病原体。

(6)结局和并发症

① 及时治疗,抗生素应用——痊愈。

② 少数后遗症:颅神经麻痹、脑积水、脑缺血梗死。

少数儿童可出现暴发性流脑,分为两型:

Ⅰ. 暴发性脑膜炎双球菌败血症,华-佛综合征(waterhouse-friderichsen syndrome)——表现为周围循环衰竭,休克,皮肤紫癜,双肾上腺大片出血及急性肾上腺功能衰竭。病情凶险,短期内因败血症死亡。

Ⅱ. 暴发性脑膜炎:脑膜炎波及脑组织,引起脑组织淤血和大量浆液渗出,导致严重脑水肿。抢救不及时,危及生命。

6. 流行性乙型脑炎(epidemic encephalitis B)

(1)病因:乙型脑炎病毒。

(2)病变部位:以大脑皮质及基底核、视丘最严重;小脑皮质,延髓及脑桥次之。

(3)病变特点——变质性炎

① 血管周围淋巴细胞渗出呈袖套状浸润;

② 神经细胞变性坏死,噬神经细胞现象(neuronophagia——小胶质细胞及中性粒细胞侵入变性坏死的神经细胞内),神经细胞卫星现象(satellitosis——病毒在神经细胞内繁殖→神经细胞变性坏死,其周围常有增生的少突胶质细胞围绕);

③ 筛网状软化灶形成;

④ 胶质细胞增生,形成小胶质结节(microglial nodule)。

(4)临床病理联系:全身毒血症表现,脑神经麻痹症状,颅内压升高症状,也可出现脑膜刺激症状。

注意：与流脑的区别。

7. 尖锐湿疣（condyloma acuminatum）

（1）病原体：HPV-6 型、HPV-11 型。

（2）病变部位：男性：阴茎冠状沟、龟头、尿道口或肛门附近；女性：阴蒂、阴唇、会阴及肛周。

（3）病变特点：

大体：小而尖的突起，湿润，淡红或暗红，质软、呈疣状颗粒、大者呈菜花、易出血、感染及溃疡。

镜下观察：

① 棘层肥厚呈乳头状瘤样增生。

② 表皮突增粗延长，上皮脚呈假上皮瘤样增生。

③ 角化不全为主的角质层增厚。

④ 表皮浅层出现凹空细胞、核大、胞浆空泡状，核异型。

⑤ 真皮下血管扩张，炎性细胞浸润。

（4）预后：易反复发作，可癌变。

8. 艾滋病（acquired immunodeficiency syndrome，AIDS）

（1）传播途径：性接触传播，通过注射针头或医用器械途径传播，通过输血或血制品传播，围产期传播，医务人员职业性传播。

（2）发病机制

① HIV 感染 CD4＋ T 细胞：这些细胞表面的 CD4 分子与 HIV 的包膜糖蛋白 gp120、gp41 高度亲和，容易受到感染和破坏。细胞功能受损，大量细胞被破坏，导致细胞免疫功能缺陷，诱发机会性感染和某些肿瘤发生。

② HIV 感染组织中的单核巨噬细胞：单核巨噬细胞贮存和转运 HIV，使 HIV 感染累及中枢神经系统及其他器官，造成 HIV 感染者的多器官病变。

（3）艾滋病的主要病变

① 淋巴组织的变化：T 辅助淋巴细胞（CD4＋）减少，淋巴组织由增生转向衰减、萎缩。

② 继发性感染：卡氏肺孢子虫肺炎、白色念球菌病、隐球菌病、弓形虫病、分支杆菌病和疱疹病毒感染、巨细胞病毒感染。

③ 恶性肿瘤

Ⅰ. 卡波西肉瘤。

Ⅱ. 脑原发性恶性淋巴瘤。

④ 神经系统病变

Ⅰ. 病毒性脑炎。

Ⅱ. 空泡性脊髓病。

Ⅲ. 亚急性脑炎。

Ⅳ. 周围神经病变。

Ⅴ. 进行性多灶性白质脑病。

（4）艾滋病的临床方面

按病程分为：

① 早期或急性期。

② 中期或慢性期。

③ 后期或危险期。

（5）诊断艾滋病须符合下列国家标准：

① 流行病学史,有感染 HIV 的危险因素。

② 临床表现

Ⅰ. 原因不明的免疫功能低下。

Ⅱ. 持续不规则低热多于 1 个月。

Ⅲ. 持续原因不明的全身淋巴结肿大（淋巴结直径>1 cm）。

Ⅳ. 慢性腹泻一般 4～5 次/日,3 个月内体重下降大于 10%。

Ⅴ. 合并有口腔念珠菌感染,卡氏肺孢子虫肺炎,巨细胞病毒感染,弓形虫病,隐球菌脑膜炎,进展迅速的活动性肺结核,皮肤黏膜的卡波西肉瘤,淋巴瘤等。

③ 实验室检查

Ⅰ. 抗 HIV 抗体阳性经确诊实验证实者。

Ⅱ. P24 抗原阳性。

Ⅲ. CD4 淋巴细胞总数小于 $0.2 \times 109/L$ 或$(0.2～0.5) 109/L$。

Ⅳ. CD4/CD8 小于 1。

Ⅴ. 周围血 WBC,Hb 下降。

Ⅵ. β2 微球蛋白增高。

Ⅶ. 可找到上述各种合并感染的病原学或肿瘤的病理学依据。

具备上述流行病学史和临床表现中任何一项,实验室检查中第Ⅰ、Ⅲ、Ⅶ三项,才能确诊为 AIDS。

【实验内容】

1. 标本观察

（1）肺原发综合征（primary complex of lung）,如图 12-1 所示。

原发病灶以右肺多见。常位于通气较好的肺上叶下部或下叶上部靠近肺膜处。病变肺叶可见圆形、灰黄色干酪样坏死灶,直径约 1 cm,亦有达 3 cm 以上者,可见空洞形成。肺门淋巴结肿大,切面灰黄色。原发灶,淋巴管炎,肺门淋巴结结核合称为肺原发综合征,是原发性肺结核典型的病理变化。

（2）肺原发综合征伴粟粒性结核（primary complex with miliary dissemination）,如图 12-2 所示。

标本为肺组织,肺切面及肺表面布满粟粒大小的灰白色结节,部分结节已融合,还可见右肺叶类圆形、灰黄色干酪样坏死灶,肺门淋巴结肿大,灰黄色,质地均匀。

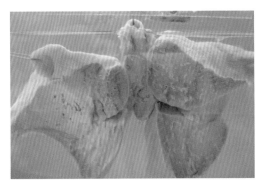

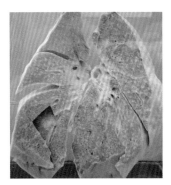

图 12-1　　　　　　　　　　　　　　　　　　图 12-2

（3）肺粟粒性结核（miliary tuberculosis of lung）,如图 12-3 所示。

标本为肺组织,切面布满灰白色的粟粒结节,结节大小可一致,亦可部分融合,肺表面亦可见分布较均匀,大小较一致,边界清楚,灰白带黄,圆形的粟粒大小的结节状病灶。胸膜面可见少量纤维素性渗出物覆盖。

（4）肺结核、局灶型（pulmonary tuberculosis, limited type）,如图 12-4 所示。

标本为肺组织。本型病变多位于肺尖部,右肺多见,病灶为一个或多个灰黄色圆形结节,直径 1 cm 左右,边界清,部分可见有钙化,病灶周围有厚的纤维包绕。

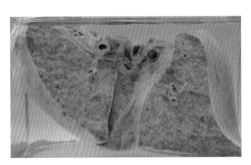

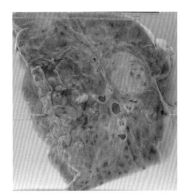

图 12-3　　　　　　　　　　　　　　　　　　图 12-4

（5）肺结核,浸润型（pulmonary tuberculosis,infiltrating type）,如图 12-5 所示。

标本为肺组织,本型是临床上最常见的一型,属活动性肺结核,肺切面满布灰黄色病灶,大小不一,圆形或不规则,边界不清楚。坏死灶扩大,坏死物液化经支气管排出可形成急性空洞,洞内壁附着干酪样坏死物,粗糙不整。

（6）肺结核,慢性纤维空洞型（pulmonary tuberculosis,chronic fibro-cavitative type）,如图 12-6 所示。

病变肺可见一个或多个厚壁空洞形成。空洞多位于肺上叶,大小不一,不规则,洞壁厚,洞内见干酪样坏死物及残存的梁柱状组织,后者多为血栓形成并已机化闭塞的血管。空洞附近肺组织破坏,纤维化。同侧(或对侧)肺还可见很多新旧不一、大小不等,病变类型不同的病灶,部位愈下病变愈新鲜,以下叶多见。

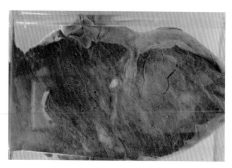

图 12-5

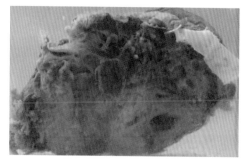

图 12-6

(7) 干酪性肺炎(caseous pneumonia),如图 12-7 所示。

病变肺叶肿大实变,切面呈黄色干酪样,坏死物液化排出后可见急性空洞形成,本病可见于原发性或继发性肺结核病,病情凶险。

(8) 肺结核球(结核瘤)(tuberculoma),如图 12-8 所示。

切除之肺叶可见孤立的,边界分明的球形干酪样坏死灶,直径一般为 2～5 cm,切面略呈同心圆分层状,周围有纤维包裹,中央为干酪样坏死物。

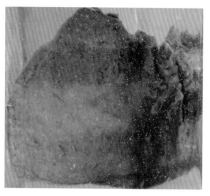

图 12-7

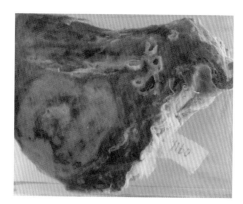

图 12-8

(9) 肠结核,溃疡型(tuberculous enteritis, ulcerative type),如图 12-9 所示。

标本为小肠一段,黏膜面见溃疡沿肠管呈环形,其长径与肠长轴相垂直,溃疡参差不齐,底部可附有干酪样坏死物,在肠的浆膜面有时可见纤维素和多数灰白色结核结节。

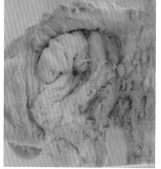

图 12-9

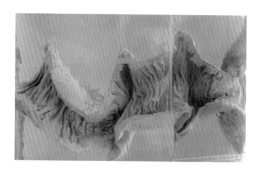

图 12-10

（10）肠结核，增生型（tuberculous enteritis，hyperplastic type），如图 12-10 所示。

标本为一段小肠，可见环形缩窄，缩窄处肠壁内有大量结核性肉芽组织形成和纤维组织显著增生，致肠壁肥厚变硬，肠腔狭窄，黏膜面粗糙，可有浅表溃疡或黏膜呈息肉状增生，缩窄处上方肠管扩张。

（11）结核性脑膜炎（tuberculous meningitis），如图 12-11 所示。

标本为大脑，病变以脑底最明显，脑桥、脚间池、视神经交叉及大脑外侧裂等处脑膜表面有多量灰黄色混浊胶冻样渗出物积聚。脑膜血管扩张、充血、血管附近可查见少数比粟粒还小的灰白色结核结节。

（12）肾结核（tuberculous pyelonephritis），如图 12-12 所示。

标本为对剖之肾脏，体积增大，表面见散在的粟粒结节，切面见肾的结构大部分被破坏，可形成多个空洞，形状不规则，内有大量干酪样坏死物，肾盂，肾盏遭到破坏。

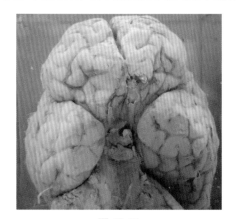

图 12-11

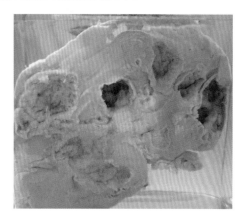

图 12-12

（13）脊椎结核（tuberculosis of spine），如图 12-13 所示。

标本为胸、腰椎之剖面，椎体全部或部分破坏，呈干酪样坏死，椎间盘亦部分破坏，脊柱塌陷，呈后凸畸形。

（14）肠伤寒，髓样肿胀期（enteric typhoid fever，encephaloid swelling stage），如图 12-14所示。

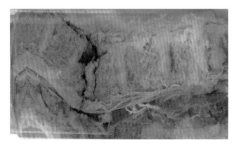

图 12-13

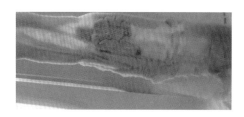

图 12-14

标本为一段回肠，黏膜淋巴滤泡明显肿胀，集合淋巴滤泡肿胀呈椭圆形，花坛状隆起，突出于黏膜表面。其表面凹凸不平，形如"脑回"，长轴与肠之长轴平行。孤立淋巴滤泡呈较小的圆形隆起。

(15) 肠伤寒,溃疡期(enteric typhoid fever,ulcerating stage),如图 12-15 所示。

标本为一段回肠,黏膜面见圆形或椭圆形溃疡,其为肿胀淋巴组织坏死脱落所形成,椭圆形溃疡之长轴与肠管之长轴平行。溃疡边缘稍隆起,底部高低不平。

(16) 细菌性痢疾(bacillary dysentery),如图 12-16 所示。

标本为结肠一段,黏膜面有一层污白色糠屑样膜状物覆盖(假膜)部分广泛坏死脱落形成浅表溃疡,形态不规则。

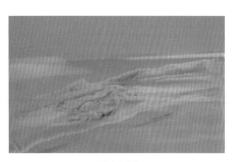

图 12-15

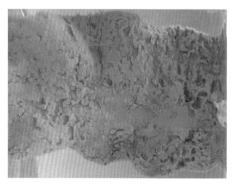

图 12-16

(17) 阿米巴肝"脓肿"(amebic abscess of liver),如图 12-17 所示。

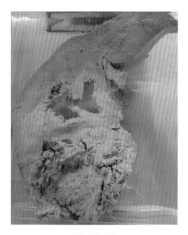

图 12-17

标本为心脏及肝脏之纵剖面,二者紧密相连,肝脏中部见一大的空腔,9 cm×5.5 cm,边缘均为黄白色破絮状坏死组织,与周围分界不甚清楚,无明显纤维包膜形成,外周尚有少量残存之肝组织。空腔上侧壁菲薄,与膈肌,心包膜相连,该处即为肝"脓肿"穿入心包处。

2. 切片观察

(1) 肺粟粒性结核(pulmonary miliary tuberculosis),如图 12-18 所示。

① 肺组织中见散在的结核结节(tubercle)。

② 结节由上皮样细胞(epithelioid cell),郎汉斯巨细胞及淋巴细胞组成。上皮样细胞呈短梭形,胞浆较丰富,边界不清,核椭圆形,染色质稀疏。郎罕斯巨细胞(Langhans giant cell)体积大,形状不规则,核多排列于细胞之周边,呈马蹄铁形。淋巴细胞位于结节之周围。

③ 有的结节中央发生干酪样坏死(caseous necrosis)。坏死较彻底,呈红染的细颗粒状,原有组织结构轮廓荡然无存。

(2) 淋巴结结核(tuberculous lymphadenitis),如图 12-19 所示。

① 淋巴结正常结构大部分消失。仅有少数淋巴窦残存。

② 皮、髓质均散布结核结节,大多已相互融合。

③ 结核结节主要由上皮样细胞和郎罕斯巨细胞组成。

④ 部分结核结节内有干酪样坏死。

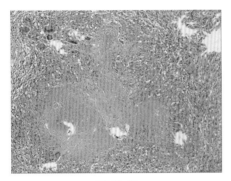

图 12-18

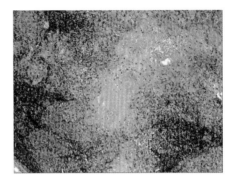

图 12-19

(3) 肠伤寒(enteric typhoid fever),如图 12-20 所示。

① 切片取材于回肠末端肿胀的淋巴滤泡处。

② 黏膜及黏膜下层淋巴滤泡内有大量巨噬细胞增生(伤寒小结 typhoid nedules)。

③ 巨噬细胞体积大,胞浆丰富,淡染,边界清楚。核圆形或肾形。核膜清楚,染色质颗粒细。有一个小核仁。细胞分化成熟,无异型,难以查见有丝分裂象。其中有的巨噬细胞吞噬红细胞(erythrophagocyiosis)、淋巴细胞或其他细胞碎片,即所谓伤寒细胞。

④ 部分黏膜受累及,小溃疡形成。

⑤ 肠壁各层均有充血、水肿,少量淋巴细胞浸润。

(4) 阿米巴痢疾(amebic dysentery),如图 12-21 所示。

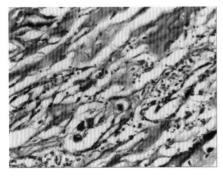

图 12-20

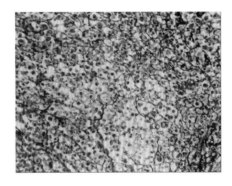

图 12-21

① 结肠黏膜大部分完整。

② 黏膜下层见一局限性坏死灶(烧瓶状 flask-shape)。

③ 坏死灶内见散在的阿米巴滋养体(trophozoites),尤以周边部为多。

④ 阿米巴滋养体体积大(类似巨噬细胞大小),圆形。胞浆丰富、淡嗜碱、边界清楚。单核,较细小,偶见含有吞噬的红细胞。阿米巴滋养体周围常有一空隙(由于溶组织酶所致)。

⑤ 肠壁各层均充血、水肿,有少量炎细胞浸润。

(5) 化脓性脑膜炎(menigitis),如图 12-22 所示。

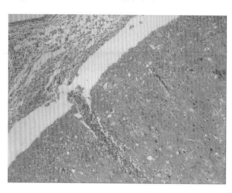

图 12-22

① 蛛网膜下腔显著增宽,充满大量炎性渗出物,血管显著扩张、充血。

② 炎性渗出物以中性粒细胞为主,尚有纤维素及少量淋巴细胞、巨噬细胞。

③ 脑组织轻度充血、水肿(血管周围间隙扩大)。

复习自测题

一、名词解释

1. 结核结节(tubercle)

2. 肺原发综合征(pulmonary primary complex)

3. 结核球(tuberculoma)　　4. 伤寒小结(typhoid nodule)

5. 噬神经细胞现象(neuronophagia)　　6. 卫星现象(satellitosis)

7. 干酪性肺炎(caseous pneumonia)

8. 性传播性疾病(sexually transmitted diseases,STD)

二、简答题

1. 试述结核病的基本病变及转化规律。

2. 试述继发性肺结核病常见类型的病变特点及临床病理联系。

3. 试比较原发性与继发性肺结核的异同。

4. 简述伤寒的病变特点及常见的并发症。

5. 简述急性细菌性痢疾的发病部位及病变特点。

6. 比较肠结核、肠伤寒和菌痢形成溃疡病变的特点。

7. 比较菌痢、阿米巴病肠道病变的特点。

8. 比较流行性脑脊髓膜炎与乙型脑炎的异同。

俞　岚　宋文庆